DE L'INFLUENCE

DES

COURANTS ÉLECTRIQUES

SUR LA CIRCULATION

ET DE QUELQUES DÉDUCTIONS THÉRAPEUTIQUES

> « Qui stat retro stat. »
> S. Aug.

PAR

A. COCHY-MONCAN

Docteur en médecine de la Faculté de Paris.

PARIS

LAUWEREYNS, LIBRAIRE-ÉDITEUR

21, RUE MONSIEUR-LE-PRINCE.

1870.

DE L'INFLUENCE

DES

COURANTS ÉLECTRIQUES

SUR LA CIRCULATION.

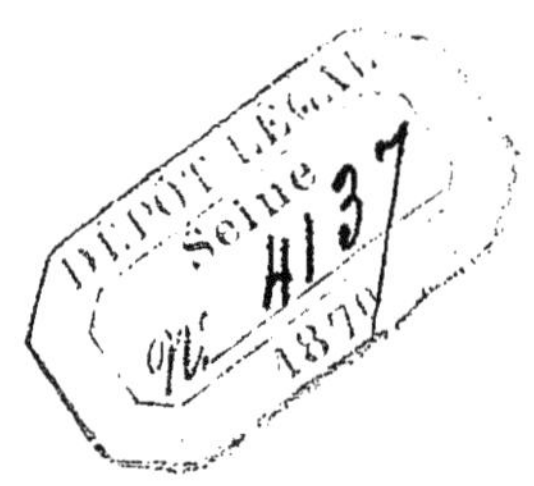

Paris. — Typ. PILLET fils aîné, 5, rue des Grands Augustins.

DE L'INFLUENCE

DES

COURANTS ÉLECTRIQUES

SUR LA CIRCULATION

ET DE QUELQUES DÉDUCTIONS THÉRAPEUTIQUES

« Qui stat retro stat. »
S. Aug.

PAR

A. COCHY-MONCAN

Docteur en médecine de la Faculté de Paris.

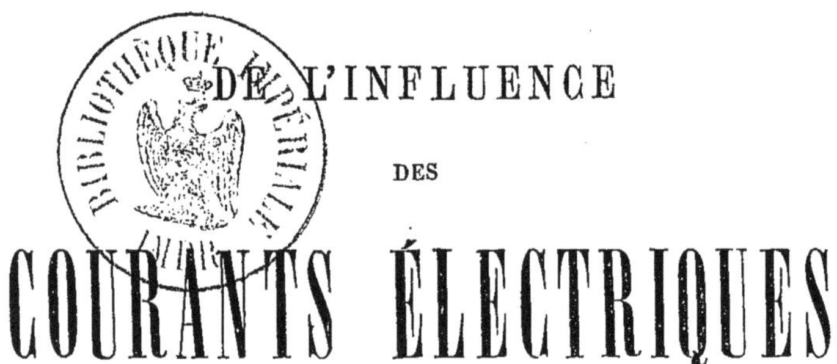

PARIS

LAUWEREYNS, LIBRAIRE-ÉDITEUR

21, RUE MONSIEUR-LE-PRINCE.

1870.

INFLUENCE

DES

COURANTS ÉLECTRIQUES SUR LA CIRCULATION

ET DE

QUELQUES DÉDUCTIONS THÉRAPEUTIQUES

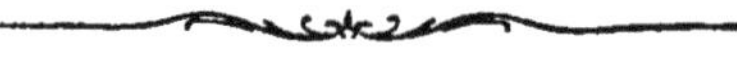

INTRODUCTION

Les merveilleux effets de l'électricité sur l'organisme ont attiré de bonne heure l'attention des médecins, et l'idée d'introduire cet agent puissant dans la thérapeutique date presque de sa découverte. Les premiers essais ne pouvaient échapper à la loi générale d'évolution de toutes les sciences, retracée en termes éloquents par M. Cl. Bernard à l'ouverture de son cours de cette année : « La marche de l'esprit humain, disait ce physiologiste éminent, est toujours la même dans toutes les sciences : c'est d'abord une période obscure, empirique, dans laquelle on agit en quelque sorte instinctivement ou par intuition ; ensuite, une seconde période dans laquelle on observe de plus près, afin de saisir la loi des rapports naturels des phénomènes dont on veut prévoir la marche ; enfin une troisième période, dans laquelle on découvre par l'analyse expérimentale les causes des phé-

1

nomènes, en déterminant exactement les conditions dans lesquelles ils s'accomplissent et dans lesquelles il faut se placer pour agir sur eux. C'est alors seulement que la science est complète, car la théorie peut devenir réellement le flambeau directeur d'une pratique efficace. »

Ce n'est que de nos jours que la médecine est entrée dans cette troisième période, et les applications médicales de l'électricité ont partagé avec toutes les autres branches de l'art de guérir, cette phase d'intuition et d'empirisme aveugle qui est la première étape de l'esprit humain dans sa marche vers la vérité.

Une méthode aussi imparfaite, ou plutôt l'absence de toute méthode rigoureuse, devait nécessairement conduire aux résultats les plus confus, mélange disparate de succès prodigieux et d'éclatants revers; aussi, comme le fait remarquer un de nos plus savants professeurs (1) : « la pratique de l'électrothérapie, tantôt exaltée sans mesure par un enthousiasme irréfléchi, tantôt discréditée sans motif par les détracteurs de toute nouveauté, passa bientôt d'une vogue imméritée au plus dédaigneux abandon. »

Cependant de nouveaux expérimentateurs mieux inspirés que leurs devanciers, se placèrent sur le terrain de l'observation, et une étude plus attentive et mieux dirigée des effets de l'électricité sur le corps humain imprima aux nouvelles recherches une impulsion féconde. Les premiers qui constatèrent ces phénomènes surprenants, crurent que l'agent mystérieux qui les produisait se trouvait dans l'influx nerveux, et que notre corps était comparable à une bouteille de Leyde ou à une véritable pile animale. Je ne puis m'empêcher de reproduire ici une expérience célèbre du Dr André Ure, qui contribua peut-être à accréditer une opinion aussi

---

(1) M. Gubler, *Bulletin de thérapeutique.*

étrange. — Les termes saisissants avec lesquels est relatée cette expérience, dont, ajoute-t-on, un esprit faible n'aurait pu être témoin sans se sentir saisi d'effroi, prouvent bien que l'emploi des courants électriques n'avait pas encore quitté le domaine de la magie pour entrer dans celui de la science.

« Le cadavre d'un assassin fut décroché de la potence après une heure de suspension. Il n'avait éprouvé aucune convulsion, son visage présentait un aspect naturel. Il fut apporté dans cet état dans l'amphithéâtre du docteur André Ure.

« On fit passer un courant électrique de la moelle épinière au nerf du bras, mis à découvert à la face interne du coude. Les doigts s'agitèrent alors avec la vivacité et l'agilité de ceux d'un joueur de violon. Tout à coup l'index s'étendit, et comme à ce geste se joignait l'agitation du bras, le cadavre semblait désigner les spectateurs, dont plusieurs crurent un moment qu'il était rappelé à la vie.

« Puis le nerf orbitaire, celui qui préside aux mouvements de la face, fut mis à découvert. On y appliqua un conducteur, l'autre fut placé au talon. Toutes les passions imaginables se peignirent alors sur le visage selon qu'on augmentait la force des décharges électriques. Chaque muscle de la face entrait violemment en action : on voyait se manifester sur la figure du cadavre, la rage, l'effroi, le désespoir, l'angoisse, le sourire horrible ; et à tout cela se joignait une expression si hideuse, que plusieurs des spectateurs ne purent y résister. Les uns quittèrent le lieu des expériences par terreur, les autres par indisposition ; l'un d'eux tomba en syncope. » Le docteur Ure ajoute que si le système sanguin n'eut point été vide, la circulation aurait pu être rétablie, et la vie rendu au pendu.

Cette confiance en la vertu du merveilleux agent était

sans doute exagérée, quoi qu'il en soit des essais moins re-
tentissants, mais dont les conséquences étaient plus pra-
tiques, furent tentés par des expérimenteurs moins enthou-
siastes; le fluide électrique fut appliqué avec méthode, on
réunit avec soin les faits observés, on les coordonna pour en
déduire des lois qui devaient guider désormais dans l'emploi
médical de l'électricité. La question était, après s'être égarée
si longtemps dans les sentiers perdus de l'empirisme, entrée
définitivement dans la voie d'observation véritablement
scientifique, et elle ne devait plus en sortir.

Mais si la méthode expérimentale est devenue surtout à
notre époque, entre des mains habiles, un instrument d'une
admirable précision, si on lui doit d'importantes découvertes,
il lui reste de nombreux problêmes à résoudre, et l'électrothérapie en particulier, malgré les travaux considérables qui
ont jeté sur tant de points obscurs la plus vive lumière, présente encore un vaste champ à explorer aux chercheurs infa-
tigables qui se consacrent avec tant de dévouement à étendre
le domaine de la vérité scientifique. En effet, les auteurs qui
se sont occupés d'électricité médicale, sont encore aujour-
d'hni bien loin dc s'cntondro sur les propriétés et le mode
d'application de l'agent électrique. Les uns attribuent aux
courants d'induction une action spéciale, et prétendent qu'ils
doivent être exclusivement employés en médecine; d'autres
donnent la préférence aux *courants de la pile*, et croient que
leur action est bien autrement puissante sur l'organisme.

Malgré une divergence d'opinion aussi tranchée, je n'ai
pas cru devoir renoncer à étudier moi-même cette question
qui m'avait toujours vivement intéressé; alors, désireux de
voir confirmer la théorie par la clinique, je fréquentai quelque temps les dispensaires de M. Onimus et de M. Chéron,
qui voulurent bien avec une complaisance sans borne m'initier à la pratique de l'électrothérapie. Ce qui me frappa tout

d'abord, ce fut la diversité très-grande des affections auxquelles ces praticiens distingués appliquaient le traitement électrique. L'action que je connaissais des courants sur les muscles et sur les nerfs me parut insuffisante à expliquer les succès nombreux dont j'étais témoin. Je reconnus bien vite que le fluide électrique devait avoir une influence spéciale sur la circulation et la nutrition générale ; c'est alors que j'eus l'idée d'étudier spécialement cette question et d'en faire mon sujet de thèse.

Dans le cours de ce travail, je me suis inspiré des remarquables travaux de MM. Legros et Onimus sur l'action physiologique des courants continus. Puis, j'ai voulu tenter moi-même quelques expériences sur les animaux ; M. Onimus a bien voulu me guider dans ces essais et me fournir toutes les indications qui m'ont été nécessaires. Je suis heureux de pouvoir le remercier ici des leçons excellentes que j'ai reçu de lui.

J'aurais pu me borner ensuite à donner un résumé des résultats cliniques d'électrothérapie que j'ai pu observer, j'ai préféré suivre une voie toute opposée et insister surtout sur l'expérimentation qui tend à nous faire remonter à la *cause* des phénomènes produits, au lieu de me contenter de l'obversation qui ne nous apprend que leur *forme*. J'ai cru pouvoir ainsi réunir des indications plus précises et capables de servir de guide sûr au médecin qui voudra appliquer sur l'organisme malade les courants électriques, ces agents puissants dont il est facile de surveiller l'emploi et d'éviter l'abus.

Je diviserai mon travail en trois parties distinctes :

La première, consacrée à l'action physiologique des courants électriques sur le cœur, comprendra une étude sur l'action du pneumogastrique et la théorie de M. Onimus sur le mécanisme de l'influence de ce nerf.

La seconde renfermera l'action des courants sur les vaisseaux et quelques développements sur les nerfs vaso-moteurs.

La troisième sera réservée aux applications thérapeutiques.

Enfin, pour rendre plus claire l'interprétation que je donnerai des divers phénomènes que je veux étudier, je crois indispensable de faire précéder leur exposition d'une étude complète sur la contractilité autonome des artérioles.

(1) Mon travail était terminé lorsqu'a paru dans le *Dictionnaire pratique des sciences médicales* une étude importante sur l'électricité médicale. Mon étonnement a été grand en trouvant dans cet article des idées entièrement opposées à celles que je me propose de soutenir ici. L'autorité et le talent de l'auteur de cet article m'engagent encore une fois à m'abriter derrière les noms autorisés de MM. Legros et Onimus, dont je crois avoir retracé les idées.

ÉTUDE PRÉLIMINAIRE

De la contractilité autonome des artérioles.

Le cœur, par ses contractions rhythmiques, met le sang en
mouvement, et, par le jeu de ses valvules, lui donne une direction déterminée à travers les nombreux canaux qui doivent le transporter dans tous les organes de l'économie. On
peut donc considérer la circulation, dans son ensemble,
comme un système en mouvement sous l'action d'un organe
moteur principal. Cette comparaison serait irréprochable si
les vaisseaux n'avaient pas d'autres propriétés que leur élasticité, et si l'influence du système nerveux sur le moteur
conservait toujours la même intensité ; on pourrait même la
compléter et assimiler l'élasticité des artères au volant de la
machine qui emmagasine, à chaque impulsion cardiaque,
une portion du travail de la systole pour le restituer au courant sanguin lors de la diastole. L'étude physiologique de
l'appareil circulatoire serait ainsi bien simplifiée, puisqu'elle consisterait seulement à examiner, d'une part, la
force du moteur (les contractions cardiaques), et, de l'autre,
la résistance à vaincre (l'état du sang et des vaisseaux) ; et
ce serait la connaissance du rapport de ces deux termes et de
l'influence que peuvent avoir sur le mouvement de tout l'ap-

pareil les variations de leur intensité réciproque, qui embrasserait l'histoire de la circulation tout entière.

Mais il existe un troisième élément qu'on ne peut négliger : c'est le système nerveux, qui joue dans le fonctionnement de cette machine le rôle de régulateur, d'une immense importance, puisqu'il tient sous sa dépendance la puissance et la résistance par les filets nerveux qu'il envoie au muscle cardiaque et aux éléments contractiles des vaisseaux. C'est cette dernière influence qui a surtout un retentissement considérable sur la circulation ; aussi la contractilité artérielle doit-elle surtout occuper le physiologiste qui veut étudier dans son ensemble cette partie importante de la physiologie.

L'existence de la contractibilité des vaisseaux fut longtemps méconnue par les physiologistes ; aujourd'hui, c'est une vérité irrévocablement acquise à la science. Mais, si tous les observateurs sont d'accord pour l'admettre, ils ne le sont pas lorsqu'il s'agit d'interpréter l'influence qu'elle peut avoir sur la circulation. Si quelques auteurs ont cru, autrefois, que l'action des fibres musculaires des artères avait pour résultat d'augmenter le cours du sang contenu dans leur intérieur, aujourd'hui ce rôle leur est complétement refusé ; ainsi, je trouve dans un ouvrage récent (1) la conclusion suivante : « Si les artères peuvent modifier le mouvement du sang qui les parcourt, elles n'y ajoutent rien. »

C'est là une opinion trop exclusive dont MM. Legros et Onimus ont parfaitement démontré l'erreur dans des recherches récentes sur la circulation. Ces deux observateurs ont prouvé, par un grand nombre d'expériences, qu'il existe dans les petites artères une contraction spéciale qu'ils ont

____

(1) *Nouveau Dictionnaire de médecine et de chirurgie pratique.*

appelée *autonome*, dont l'importance est capitale au point de vue de la physiologie de la circulation.

Il est nécessaire que j'établisse d'une manière incontestable l'existence de cette propriété spéciale des artérioles et que j'en étudie avec soin le caractère, puisqu'il doit servir de base à toutes les théories que j'aurai à exposer plus tard.

Mais, auparavant, je tiens à faire remarquer qu'en jetant un coup d'œil sur la texture de l'appareil vasculaire, on aurait pu peut-être, par le raisonnement, soupçonner cette contraction autonome des artérioles qui est maintenant prouvée par des expériences nombreuses.

En effet, dans la paroi des artères, les fibres musculaires sont enchevêtrées et disséminées sans ordre ; ce ne sont plus, comme dans les muscles striés, des faisceaux juxtaposés étendus d'une extrémité à l'autre ; par conséquent, le mouvement communiqué par une irritation quelconque à un ou plusieurs de ces éléments, ne pourra se transmettre que successivement aux voisins, puis à ceux qui sont plus éloignés ; de là une lenteur dans la contraction et un type vermiculaire, comme il est si facile de le constater dans le dartos chez l'homme. En d'autres termes, les conduits vasculaires ont beaucoup d'analogie avec bien d'autres canaux que l'on rencontre dans l'organisme, comme les intestins, les uretères, les canaux glandulaires, etc. ; pourquoi n'auraient-ils pas, comme eux, des contractions péristaltiques ?

D'ailleurs, si les fibres-cellules des artérioles servaient uniquement à modérer le cours du sang, comme le veulent quelques physiologistes, et non à le faire progresser, on les trouverait surtout dans les points où la circulation est plus directement soumise à l'influence du cœur, c'est-à-dire dans les artères les plus rapprochées du centre circulatoire. Eh bien, c'est le contraire qui a lieu ; ce sont les artères éloignées du cœur qui présentent la plus grande richesse musculaire, ce sont celles où le courant marche contre les lois de la pesanteur, comme à la tête, par exemple, ou encore celles où l'action du cœur devient presque nulle, comme dans les vaisseaux ombilicaux.

§ I

PREUVES DE LA CONTRACTILITÉ AUTONOME DES ARTÉRIOLES.

Cette forme des contractions vasculaires, que le raisonnement ou l'analogie peuvent faire présenter, vient d'être démontrée exacte par les expériences de MM. Legros et Onimus, dont je dois donner un exposé rapide. — Pour mettre plus de clarté dans cet exposé, je diviserai en séries les expériences que j'ai l'intention de rapporter.

Dans la première série d'expériences, ces auteurs démontrent que la contractilité artérielle sert à augmenter la progression du sang renfermé dans les artères au lieu de la diminuer.

Dans la seconde série, ils prouvent l'existence de la contractilité artérielle par l'examen des phénomènes que produit dans la circulation périphérique l'arrêt complet du cœur.

Dans la troisième, ils arrivent à la même conclusion par les effets qu'amène la diminution seule de l'impulsion cardiaque.

I. — *La contractilité artérielle non-seulement n'a pas pour effet de ralentir la circulation, mais elle sert à faire progresser le sang renfermé dans les artères.* — Si la contractilité des artères est étrangère au cours du sang, c'est seulement à l'action du cœur et à l'élasticité des vaisseaux qu'il doit être rapporté. On doit donc, en supprimant l'action du cœur, n'avoir plus que l'influence de l'élasticité. Or, l'élasticité est une force passive et physique ; elle existe aussi bien chez un animal mort que chez un animal vivant. De plus, si la contractilité des artérioles a pour effet, comme le veulent quelques physiologistes, de ralentir et de modérer la circulation, l'élasticité aura d'autant plus d'influence sur la progression du sang, qu'elle n'aura plus à lutter contre cette contractilité.

Par conséquent, si sur un animal vivant on lie l'aorte afin de supprimer complétement pour les artères des membres inférieurs l'action du cœur, et si au-dessous de la ligature on injecte un liquide, celui-ci ne progressera que sous l'influence de l'élasticité, et pénétrera jusqu'à une certaine profondeur. Mais chez un animal mort ou la contractilité des artères est abolie et partant l'élasticité augmentée, le même liquide injecté dans les artères devrait pénétrer plus profondément. Eh bien c'est le contraire qui a lieu et même la différence est excessivement grande. Lorsque l'animal est vivant et que par conséquent la contraction artérielle existe, l'injection pénètre partout et revient même par les veines. Lorsqu'il est mort, au contraire, il faut une force d'impulsion très-considérable et longtemps prolongée pour faire arriver l'injection jusque dans les capillaires, et surtout dans les capillaires les plus fins, comme cela avait lieu quand il était vivant.

Voici deux expériences faites par MM. Legros et Onimus où ces résultats sont manifestes.

EXPÉRIENCE I. — Sur un lapin on ouvre l'abdomen, on lie l'aorte au-dessus des artères rénales, et l'on introduit au-dessous une canule communiquant, au moyen d'un tube en caoutchouc, avec un entonnoir de verre, dans lequel on verse du lait chauffé à 20 degrés. — Le niveau du lait se trouve à deux décimètres au-dessus de l'aorte, en sorte qu'il pénètre dans ce vaisseau avec une pression insignifiante.

On coupe la veine iliaque, et au bout de deux minutes on voit le sang qui s'écoule par les veines, mélangé avec du lait, et quelque temps après les veines ne renferment plus que du lait.

Le lendemain, au microscope, on constate que toutes les parties du corps situées au-dessous de la ligature de l'aorte sont complétement exsangues, et que les capillaires sont remplis de gouttelettes de lait.

Expérience II. — Sur un lapin, on laisse couler dans l'aorte abdominale, par le même procédé que ci-dessus, une solution de gélatine colorée avec du carmin; au bout de peu d'instants, le sang, qui revient par les veines, est mélangé du liquide injecté, et celui-ci finit par remplir seul les veines.

Les membres inférieurs de l'animal sont complétement colorés en rouge.

Au microscope, on constate que les capillaires les plus fins sont partout injectés; les reins, les intestins situés au-dessous de la ligature, la moelle des os offrent des injections remarquables, et que l'on ne pourrait obtenir sur le cadavre, même avec des pressions très-fortes.

On peut rapprocher de ces faits, ceux que les mêmes observateurs ont pu constater sur des têtes de décapités.

Chez deux suppliciés, ils ont vu de l'air mêlé au sang, non-seulement dans les vaisseaux du tronc, mais dans ceux de la tête, jusque dans les artérioles de la pie-mère. — Ces bulles d'air ont évidemment été entraînées par l'ondée sanguine qui a continué de progresser après la décapitation; et ce n'est pas l'air qui est venu remplacer le sang lorsqu'il s'est brusquement écoulé, car la rétraction immédiate des vaisseaux se serait opposée à cet accès si facile.

Je puis donc conclure de tous ces faits que la contractilité des artères loin de s'opposer au cours du sang le facilite.

II. — *Phénomènes qui se passent dans la circulation périphérique lorsqu'on arrête l'action du cœur. — Ils sont dus à la contractilité artérielle.* Le meilleur moyen d'empêcher l'action du cœur sur la circulation périphérique est de placer une ligature sur l'aorte. Si alors on examine ce qui se passe dans les vaisseaux des membres inférieurs on est témoin de phénomènes qui prouvent sa contractilité artérielle.

Voici quelles ont été dans ce cas les expériences de MM. Legros et Onimus.

Expérience I. — En liant sur une grenouille tous les vaisseaux qui se rendent au cœur ou qui en partent, et en examinant au microscope les artères et les veines du mésentère, on voit le sang circuler encore très-régulièrement pendant deux ou trois minutes.

Au bout de ce temps, le courant sanguin s'arrête dans les veines qui paraissent très-gonflées.

Dans les artères, le courant sanguin se ralentit beaucoup et ne se meut plus que par légères saccades.

Après avoir eu lieu dans le sens normal, le courant se fait de temps en temps en sens inverse, et surtout lorsqu'il a eu lieu précédemment dans le sens direct avec plus d'énergie.

Le sang renfermé dans les veines présente des oscillations assez régulières comme intervalle de temps, mais variables comme intensité; les plus grandes oscillations succèdent à un mouvement plus rapide de la colonne sanguine des arterioles; c'est également après cette circulation plus rapide dans les artérioles que le sang qui y est renfermé prend, pendant un instant, une direction inverse, c'est-à-dire des capillaires vers le cœur.

Si on électrise alors au moyen de courants continus les parties examinées au microscope, on voit le sang dans les artérioles pendre un mouvement plus rapide, et les oscillations dans les veines devenir beaucoup plus prononcées.

Au bout de vingt minutes on coupe le cœur, et aussitôt, par suite de l'hémorrhagie, les veines se dégonflent, et l'on n'y remarque plus d'oscillations.

Le sang renfermé dans les artérioles se meut également plus rapidement, et sa direction reste normale.

Enfin, le sang finit par s'arrêter complétement dans les veines. Les artérioles sont, la plupart, exsangues; dans quelques-unes, on aperçoit encore quelques mouvements irréguliers, que l'on peut augmenter par les courants continus.

Expérience II. — On dispose, pour l'examen microscopique, la membrane interdigitale d'une grenouille. L'aorte est mise à nu, et, au moyen d'une serre-fine, on interrompt et l'on rétablit le courant à volonté.

Lorsque l'on comprime l'aorte, les globules sanguins s'écoulent lentement dans les artérioles. — Par moment il y a une sorte d'impulsion qui les fait cheminer par saccades; lorsque ces saccades ont déterminé un mouvement rapide, le sang, après avoir marché vers les capillaires, revient en sens inverse.

L'excitation électrique augmente la vivacité de ces mouvements.

Lorsque l'interruption du courant sanguin a duré quelque temps, et qu'on le rétablit, la circulation acquiert immédiatement une rapidité incroyable.

Expérience III. — Sur un lapin très-épuisé par des expériences précédentes, et presque à l'agonie, on ouvre l'abdomen, et l'on étend une partie du mésentère sous le champ du microscope. Dans la plupart des vaisseaux, la circulation est complétement arrêtée.

Dans quelques artérioles le sang progresse encore très-lentement; il y a par moment des arrêts de la colonne sanguine, suivis de mouvements très-prononcés.

Ces saccades se succèdent assez régulièrement, mais elles ne coïncident nullement avec les mouvements cardiaques ni avec ceux de la respiration.

Les courants continus les accélèrent.

Expérienge IV. — Sur un cobaye, après avoir ouvert l'abdomen et placé une partie du péritoine sous le microscope, on coupe en travers la carotide gauche, et on laisse l'animal mourir d'hémorrhagie.

On remarque, pendant le temps que la circulation dans les artérioles se ralentit, que le sang y arrive en moindre quantité, puisque les artères se rétrécissent considérablement.

Lorsque le cœur a cessé de battre, on les voit encore se contracter à de rares intervalles et chasser le sang qu'elles renferment.

Toutes ces expériences nous montrent clairement que, lorsque l'arrêt du cœur vient à être produit, le sang continue encore, pendant quelques instants, à progresser régulièrement. Ce phénomène est dû, sans doute, en partie à l'action de l'élasticité des artères; mais on ne peut admettre que cette influence persiste longtemps, et lorsqu'on voit arriver ces oscillations et ces saccades, il faut bien reconnaître qu'elles doivent être attribuées aux contractions des artérioes. — Si alors le mouvement du sang se fait quelquefois en sens inverse, cela tient à la pression trop considérable qui existe dans les veines; c'est ainsi que la lumière de l'intestin se trouvant obturée en un point, ces contractions péristaltiques font remonter vers les parties supérieures du tube digestif les matières qui, physiologiquement, sont dirigées vers la partie inférieure du tube intestinal.

Une autre preuve que ces mouvements du sang en divers sens sont dus à la contraction des vaisseaux : c'est qu'on voit quelquefois en un point, par exemple à l'éperon formé par une bifurcation, quelques globules s'entasser et distendre l'artériole qui, réagissant contre cette pression, se contracte en ce point et chasse les globules dans toutes les directions.

Tous ces faits prouvent bien qu'en dehors de l'influence du cœur et de l'élasticité des artères, le sang peut être mis en mouvement par l'action des fibres, cellules des artérioles.

III. — *Les phénomènes qui se passent dans la circulation périphérique lorsqu'on diminue l'action du cœur, prouvent aussi la contractilité des artères.* Si sur un animal vivant on coupe d'un côté le grand sympathique, l'afflux du sang dans les parties auxquelles se distribuait ce filet nerveux, est tout entier sous l'influence du cœur. Les fibres musculaires des vaisseaux étant paralysées, ne peuvent plus de ce côté avoir de l'influence ni sur l'arrêt du sang ni sur sa progression. Si dans ces conditions, l'action du cœur vient à diminuer, la circulation devra se ralentir du côté des vaisseaux paralysés ; si la contractilité artérielle contribue à la progression du sang, du côté sain ou elle est intacte, la circulation devra aussi se ralentir mais beaucoup moins.

Par conséquent, la différence de température qui existait tout d'abord entre le côté où le sympathique a été coupé et le côté sain devra cesser quand on affaiblira les contractions cardiaques ; et si celles-ci perdent beaucoup de leur énergie, la différence de température devra même être à l'avantage du côté sain.

Toutes ces conditions peuvent se réaliser par l'expérimentation, puisqu'on possède un agent très-énergique pour paralyser les fibres musculaires du cœur : le chloroforme (1).

Voici quelques unes des expériences faites par MM. Legros et Onimus.

Expérience I. — Sur un chien chez lequel on a coupé, à gauche, le grand sympathique, on constate, avant la chloroformisation, les températures suivantes :

Côté opéré, 34°,   côté sain, 30°,5.

Après lui avoir fait respirer du chloroforme, on constate que

---

(1) MM. Legros et Onimus ont démontré, par une série d'expériences, que le chloroforme tuait les animaux parce qu'il paralysait le cœur. (*Comptes rendus de l'Académie des sciences,* 9 mars 1868.)

la température baisse très-vite du côté opéré; on laisse le chien se réveiller et on reprend les températures :

Côté opéré, 30°,   côté sain, 29°,8.

On fait de nouveau respirer du chloroforme, et la température descend, du côté opéré, à 26 degrés, 25 degrés, et enfin 24°,5, tandis qu'elle est de 27 degrés du côté sain.

On suspend les exhalations de chloroforme, et la température remonte peu à peu. Enfin, un quart d'heure après que le chien a été détaché, l'oreille du côté opéré est de nouveau plus chaude que celle du côté sain.

Expérience II. — On injecte 40 grammes d'alcool dans l'estomac d'un chien qui, la veille, avait subi la section du sympathique droit. — La différence de température était, avant cette opération, de 5 degrés centigrades en faveur de l'oreille du côté opéré.

Au bout de 12 minutes, l'animal est ivre mort, et les deux oreilles donnent, au thermomètre, la même température de 34 degrés.

Expérience III. — Sur un cochon d'inde, on coupe le grand sympathique à gauche, on mesure la température des deux oreilles et on trouve :

Côté opéré, 25°,   côté sain, 22°.

On injecte sous la peau une forte dose de digitaline, et l'on reprend peu après les températures, qui donnent :

Côté opéré, 21°,5, côté sain, 20°.

Deux minutes avant que l'animal expire, on trouve :

Côté opéré, 22°,5, côté sain, 23°.

Une minute après la mort :

Côté opéré, 21°,   côté sain, 22°.

Ces diverses expériences prouvent bien que la contraction physiologique des artérioles facilite la progression du sang dans les parties périphériques, puisque du côté où elle est abolie, la température s'abaisse à mesure que l'action du cœur s'affaiblit; et du côté où elle est conservée, elle se maintient assez pour devenir même supérieure à celle du côté

2

paralysé, lorsque les contractions cardiaques sont à peu près éteintes.

Enfin, dans bien des cas, on peut constater à l'œil nu ces contractions autonomes des artérioles, ainsi elles sont quelquefois très-manifestes sur l'oreille du lapin. M. Onimus me les a fait constater sur un de ces animaux qui nous servait à quelques expériences sur les courants électriques. En disposant l'oreille de ce lapin, de manière à pouvoir suivre aisément, par transparence, toute la circulation dc cette région, nous avons pu voir l'artère principale animée de mouvements péristaltiques évidents ; tantôt rouge et gonfléc de sang, tantôt pâle et anémiée, elle passait d'une manière rythmique d'une dilatation si considérable à un resserrement si complet, qu'elle empêchait l'arrivée du sang dans son intérieur. Ainsi, quand le vaisseau se contractait, on le voyait pâlir peu à peu et chasser le sang dans les veines qui alors se distendaient et apparaissaient plus rouges ; puis, quand le fluide sanguin avait de nouveau rempli la capacité intérieure de l'artère, une nouvelle contraction péristaltique se produisait.

Ces mouvements s'accomplissaient avec lenteur (15 à 20 par minute) et n'étaient pas dus, par conséquent, aux contractions cardiaques qui sont, comme on le sait, très-rapides chez le lapin. On ne peut pas non plus les attribuer à l'élasticité du vaisseau qui, distendu par la pression sanguine, revient sur lui-même quand sa tension est suffisante pour faire progresser le sang ; car il est impossible d'admettre qu'une force passive comme l'élasticité puisse rétrécir la capacité intérieure de l'artère au point de ne plus permettre l'accès des globules sanguins.

On peut constater les mêmes phénomènes chez les annelides, où l'on voit les contractions de l'artère principale se faire d'une manière progressive. Il est vrai que l'on peut objecter que c'est parce que chez ces animaux il existe des valvules qui donnent au sang une direction déterminée et l'empêchent de revenir vers son point de départ; mais il faut observer aussi que chez eux les valvules sont nécessaires, parce qu'il n'existe point de cœur pour déterminer dans les vaisseaux une pression forte et constante sur laquelle les contractions artérielles puissent s'appuyer pour faire progresser le sang.

Certains cas pathologiques viennent encore confirmer ces assertions, et démontrer chez l'homme l'existence des contractions autonomes des artères. Lorsque l'artère centrale de la rétine est obstruée par un caillot, on voit, à l'aide de l'ophtalmoscope, les artérioles qui établissent une circulation collatérale avoir des contractions péristaltiques très-marquées. Ce fait prouve de plus d'une manière remarquable que cette contraction artérielle sert bien réellement à activer le cours du sang; en effet, si à l'état normal sur les vaisseaux de la papille on ne voit pas de ces contractions, c'est que la circulation y est peu active; mais dès que l'artère principale vient à être oblitérée, le cours du sang devra nécessairement être plus rapide dans les autres artères, aussi les verra-t-on animées de mouvements péristaltiques manifestes.

Tous ces faits et ces diverses expériences prouvent surabondamment l'existence de la contraction autonome des artérioles, et si quelques physiologistes ont pu la mettre en doute, c'est qu'ils se sont contentés d'expériences incomplètes dont ils ont tiré une conclusion erronée. En effet, examinant au microscope la membrane interdigitale d'une grenouille, quelques expérimentateurs ont bien vu le calibre des artères changer d'un instant à l'autre, et présenter successivement une dilatation puis un resserrement plus ou moins considérable; mais comme dans ce cas l'action propre de l'artère est difficile à apercevoir, ils en ont conclu qu'on ne pouvait accorder aux vaisseaux une influence *active* sur le cours du sang.

M. Longet adopte lui-même cette conclusion : ainsi il rapporte des expériences où l'on voit chez un animal qui s'affaiblit et va mourir le courant sanguin passer par des phases successivement décroissantes, pour présenter ensuite ces saccades plus ou moins rapides que nous avons dit prouver la contractilité autonome des artères. Alors, après avoir essayé quelques interprétations de ces phénomènes, il ajoute : « Quoiqu'on n'ait pas donné jusqu'ici une explication satisfaisante de ces saccades du sang dans les vaisseaux capillaires, personne ne peut douter que ce ne soit là un effet de l'impulsion cardiaque.»

C'est là certainement une conclusion erronée. — Nous ne nions pas évidemment que ces saccades ne soient jamais produites par la systole cardiaque, mais lorsque surtout elles ne coïncident pas avec les mouvements du cœur, on ne peut refuser d'admettre que la contraction autonome des artérioles n'ait aucune part dans leur production, les développements que nous avons déjà donnés le prouvent d'une manière manifeste. C'est cette propriété remarquable des vaisseaux qui donne, de tant de phénomènes obscurs, *l'explication satisfaisante* que demande M. Longet.

Afin de compléter les détails que je viens de donner su la contractilité des vaisseaux, et pour comprendre clairement l'influence qu'elle peut avoir sur la circulation, quelques développements me paraissent nécessaires sur le mécanisme de cette contractilité, tels que le comprennent MM. Legros et Onimus.

§ II

MÉCANISME DE LA CONTRACTION AUTONOME DES ARTÉRIOLES

Lorsqu'on irrite, soit directement, soit par l'intermédiaire des nerfs vaso-moteurs, les artères contractiles, on obtient des phénomènes différents et même opposés ; tantôt la circulation est faiblement activée, tantôt notablement augmentée, tantôt enfin presque entièrement diminuée. Ces résultats si différents trouvent leur explication dans la forme de la contraction artérielle qui peut être tantôt *limitée*, tantôt *péristaltique*, tantôt *tétanique*. Examinons, en effet, avec MM. Legros et Onimus, la manière dont se comportent les fibres lisses du vaisseau quand elles viennent à être excitées. Supposons qu'une excitation mécanique ou nerveuse agisse en un point du muscle vasculaire sur une seule fibre-cellule, la cellule va se raccourcir et sa contraction sera accusée au microscope par des bords sinueux. Cette fibre est en contact avec des fibres semblables qui, se trouvant tiraillées, se contractent également sous l'influence de cette excitation mécanique, et exercent à leur tour de proche en proche une action analogue. Aussi la contraction rayonnera autour du premier élément excité qui sera le centre du mouvement, et s'étendra peu à peu comme les ondes liquides lorsqu'on jette une pierre dans l'eau.

Si l'excitation est faible, la contraction ne s'étendra pas loin, elle sera *limitée* ; si elle est plus forte, elle pourra s'étendre dans tout le faisceau musculaire ou même dans tout l'organe, et alors, à mesure que les ondulateurs s'éloignent, les parties primitivement contractées se relâchent, et ces mouvements progressifs sont encore favorisés par la présence des ganglions intra-pariétaux qui, réagissant lorsque l'onde les atteint, lui donnent une nouvelle impulsion. On a alors une contraction *péristaltique*.

Enfin l'excitation est-elle très-intense, l'ondulation s'étendra de proche en proche comme ci-dessus, mais les fibres cellules, fortement ébranlées, resteront contractées, et l'on aura une contraction *tétanique*. Il faut remarquer que cette dernière forme de contraction ne peut durer longtemps, car les fibres musculaires ont besoin de repos ; elles ont d'ailleurs à lutter contre les éléments élastiques qui les accompagnent et qui ont une tendance continuelle à reprendre la longueur qu'ils possédaient auparavant, ce qui augmente encore le travail qu'elles ont à fournir pour rester contracturées. Aussi dans l'état d'activité ordinaire, il y a pour les organes à fibres lisses des alternatives de contraction et de repos ; et par conséquent la fatigue musculaire ne peut se produire. Mais si les excitations deviennent continuelles, l'organe après s'être contracté énergiquement durant quelque temps, ne tardera pas à se reposer pendant un temps plus ou moins long pour reprendre ensuite ses contractions. Enfin, si l'excitation le poursuit encore, il finira bientôt par être épuisé et arrivera enfin à un état d'atonie complet.

C'est ce qui a lieu pour la vessie, lorsqu'un obstacle ou simplement la volonté s'oppose à l'émission de l'urine, la contraction de cet organe cesse bientôt, mais elle reparaît plus vive après un moment de repos ; puis de nouveaux efforts surviennent, et enfin le besoin d'uriner disparaît peu à peu, et dans les cas extrêmes la vessie peut devenir complétement inerte. Dans les accouchements de longue durée, l'inertie de l'utérus s'explique de la même manière.

Dans les artérioles, la contraction est également de courte durée ; si elle est exagérée, un repos devient nécessaire ; ainsi le froid excite vivement la contraction des artérioles et détermine la pâleur des tissus, mais bientôt les vaisseaux ne pouvant soutenir un effort prolongé, se dilatent et les tissus deviennent rouges.

Cette distinction entre les contractions péristaltiques et tétaniques des artères est, au point de vue physiologique, plus importante qu'on ne le croirait au premier abord. J'indiquerai plus tard qu'elle fournit une explication des effets si opposés des différents courants électriques. Je veux montrer ici qu'elle sert à comprendre l'influence spéciale de certains médicaments sur la circulation générale.

Mais auparavant il est nécessaire que je prouve qu'une excitation faible des artérioles active leur contractions autonome au lieu de produire immédiatement leur contraction tétanique, c'est-à-dire augmente la circulation périphérique au lieu de la ralentir; car on pourrait objecter avec raison que cette graduation dans les effets produits par une excitation n'est pas évidente *a priori*, et qu'on ne comprend pas pourquoi une excitation faible produirait une contraction paristaltique plutôt que tétanique.

Des expériences nombreuses de MM. Legros et Onimus ont démontré clairement la réalité de l'assertion que je défends; j'en prendrai deux des plus concluantes :

Expérience I. — Sur un lapin sain on cherche le ganglion cervical supérieur à gauche; on passe sous ce ganglion un fil de soie et on le lie sur le ganglion sans déterminer aucune solution de continuité de la masse nerveuse, et en n'exerçant qu'une pression très-modérée.

Il n'y a, pendant l'opération, ni hémorrhagie, ni aucune blessure de nerfs, d'artères ou de veines.

Une heure après l'opération on constate à la main une différence de température entre les deux oreilles. — Du côté opéré la température est plus élevée que du côté sain.

Le lendemain, 18 heures après l'opération, on cherche les températures au moyen du thermomètre; l'oreille gauche donne à chaque mensuration deux à trois degrés et demi de plus que l'oreille droite.

Expérience II. — Sur un cobaye sain, on découvre le sympathique à gauche, et on le touche légèrement avec du nitrate d'argent.

Au bout de cinq minutes on constate une plus grande vascularisation dans l'oreille gauche, et quelques instants après on prend la température au thermomètre.

On trouve, du côté opéré, 25°,7, du côté sain, 24°,8.

On coupe alors le sympathique du côté opéré, et immédiatement après on constate, dans l'oreille correspondante, une température de 26 degrés.

Un quart d'heure après la section du sympathique, on cherche les températures, et on trouve, du côté gauche (opéré), 25 degrés; du côté droit (sain), 22 degrés.

Ces expériences démontrent évidemment qu'une excitation faible du grand sympathique produit une augmentation de température du côté correspondant, due certainement à une activité de la contractilité autonome des artérioles.

Maintenant on pourrait se demander si les divers médicaments qui augmentent la circulation, ne devraient pas cette action à une excitation de la contractilité des artérioles plutôt qu'à une paralysie des vaso-moteurs, comme on le croit généralement.

L'expérience suivante prouve qu'il en est ainsi :

Expérience I. — On sait que l'administration de la caféine détermine une accélération très-grande de la circulation, on peut s'en assurer en examinant au microscope la circulation chez une grenouille à laquelle on a administré ce médicament.

Partant de ce fait et considérant la caféine comme un excitant de la contractilité artérielle, MM. Legros et Onimus ont donné à un lapin de la caféine après lui avoir coupé le sympathique d'un côté.

Après la section du sympathique on avait noté les températures suivantes :

Côté opéré, 34°,3,   côté sain, 32°.

Après l'administration de la caféine on trouve successivement :

Côté sain   34°,5   35°,5   35°.
Côté opéré 35°,4   35°,5   35°,5.

La température s'est donc élevée davantage du côté où les nerfs vaso-moteurs n'étant pas paralysés, la contraction artérielle était intacte.

Les mêmes observateurs ont constaté des effets analogues avec la strychnine et la brucine.

A côté de ces expériences on peut placer celle de M. Schiff relatée dans la thèse de M. Meuriot (1).

Après avoir coupé le grand sympathique sur des chiens, il constata que la différence qui existait dans la température des deux oreilles, loin d'augmenter sous l'influence de l'atropine diminuait, et que la température augmentait des deux côtés, mais surtout du côté sain.

M. Meuriot en conclut que l'atropine agit sur la contraction des artères et amène une congestion active.

Le nombre des médicaments qui pourraient produire ce phénomène de l'augmentation de la température en activant les contractions autonomes des artères est plus grand que je ne l'indique. — On pourrait du reste employer ce procédé opératoire, chaque fois que l'on voudrait étudier l'action d'un médicament quelconque sur la circulation.

Je ne veux pas ajouter d'autres développements sur la contractilité autonome des artérioles; je crois être arrivé maintenant à pouvoir donner la conclusion importante qui a nécessité cette longue étude préliminaire.

(1) *De la méthode physiologique en thérapeutique et de ses applications à l'étude de la belladone.* Paris, 1868.

CONCLUSION. — Lorsqu'on excite modérément les vaisseaux, soit directement soit par l'intermédiaire de leurs nerfs vaso-moteurs, on obtient une suractivité de leur contractilité autonome qui a pour résultat d'augmenter la circulation.

C'est cette loi qui va nous fournir une interprétation rationnelle de plusieurs points obscurs dans la physiologie de la circulation; et qui, de plus, servira de base à la théorie de l'action si différente des divers genres de courants électriques sur cette fonction.

I

Action des courants électriques sur le cœur

Il est bien évident que si l'on excite directement le cœur par les courants électriques, il se comportera comme les autres muscles de l'organisme; mais il n'en sera pas de même si on l'irrite par l'intermédiaire du système nerveux. Cet organe possède en effet une innervation spéciale sur laquelle il est important d'être bien fixé.

CHAPITRE Ier.

INNERVATION DU CŒUR.

Une des questions les plus controversées de la physiologie, c'est l'étude des rapports du système nerveux avec les mouvements du cœur. Les expérimentateurs ont émis sur ce sujet des opinions très-variées, souvent même contradictoires; la plupart ont voulu surtout trop localiser et spécifier le principe d'action des mouvements cardiaques, dont l'origine et le mode d'influence sont certainement multiples.

Le cœur par ses filets nerveux est en connexion avec des

points multiples des centres cérébro-spinal et ganglionnaire;
il en reçoit des influences diverses, et ce n'est exclusivement
ni du cerveau (*Picolomini*) ou du cervelet (*Willis*), ni de la
moelle allongée (*Budge et Schiff*), ou de la moelle épinière
(*Legallois*), ni enfin des ganglions sympathiques seuls (*Pro-
chaska*), que dérive l'action du système nerveux sur le
cœur.

Toutes ces parties centrales ont, en effet, une influence
plus ou moins directe sur les mouvements de cet organe ; on
ne peut dire non plus, avec Haller, que les contractions cardiaques soient exclusivement attribuées à l'irritabilité propre
des fibres musculaires, et complétement indépendantes de
l'influence du système nerveux. Le cœur possède, il est vrai,
en lui-même par sa structure, et par son organisation, le
principe de son action, mais il faut qu'il reçoive une excitation continue de la part du système nerveux, qui règle
et harmonise les mouvements d'un organisme tout pré-
paré.

Deux branches nerveuses servent à transmettre à cet organe important l'influence des centres nerveux : la pneumogastrique et le grand sympathique.

Ces deux nerfs, par leurs anastomoses, forment le *plexus
cardiaque*, dont les branches afférentes se distribuent au
tissu propre du cœur, où tout en se ramifiant elles s'anasto-
mosent encore, et présentent aux points de confluence quelques petits ganglions connus sous le nom de *ganglions de
Remak*, qui sont comme ensevelis au milieu de la substance
musculaire. Lorsque le plexus cardiaque est constitué il devient impossible de reconnaître ce qui appartient à chacun
des deux nerfs qui le forment, et ce n'est qu'en intéressant
séparément les deux troncs qu'on peut constater l'action spéciale du pneumogastrique et du grand sympathique.

Les expériences faites dans ce but ont été nombreuses; la

plus célèbre fut celle de *Budge* et des *frères Weber* en 1845.
Ces expérimentateurs en excitant le tronc du pneumogastrique, constatèrent un arrêt du cœur en diastole. Cette découverte importante a donné lieu d'abord à la théorie des *nerfs
d'arrêt* ou *paralysants actifs*, qui est aujourd'hui généralement adoptée, et puis elle a été la base des idées que les
physiologistes se sont formés sur l'innervation du cœur. —
C'est ainsi que M. Longet donne sur ce point les conclusions
suivantes :

« On doit admettre aujourd'hui que les fibres contractiles
du cœur reçoivent deux influences de signe contraire : l'une
excito-motrice ou *positive* qui fait contracter le cœur, et
émane plus spécialement de la moelle épinière aidée du
grand sympathique ; l'autre *antagoniste* ou *négative*, qui a
pour effet de déterminer le relâchement de cet organe et qui
provient de la moelle allongée, aidée du tronc mixte du pneumogastrique.

§ 1. — *Action de l'électricité sur le pneumogastrique des nerfs d'arrêt dits paralysants actifs.*

Les courants électriques appliqués sur le grand sympathique, ont une action peu marquée sur les mouvements du
cœur, qu'ils se bornent à accélérer un peu ; mais leur influence sur les vaisseaux par l'intermédiaire de ce nerf, est
bien autrement importante ; il en sera question dans la seconde partie de ce travail. Je me bornerai donc à étudier ici
l'action des courants électriques sur le pneumogastrique ;
c'est là certainement le point saillant de l'influence de l'é-
lectricité sur le cœur.

Depuis la mémorable découverte des frères Weber de l'arrêt du cœur en diastole par certaines excitations du pneumogastrique, tous les physiologistes ont essayé de donner une

explication de ce phénomène; mais ils sont loin d'être d'accord à cet égard.

1° D'abord les premiers observateurs qui en furent témoins (*Budge, Weber, Pfluger*), l'attribuent à une *action propre* des pneumogastriques, qui feraient directement cesser les contractions du cœur, et aboliraient pour un moment son irritabilité. Ils en firent des nerfs *d'arrêt*, c'est-à-dire des nerfs *paralysants actifs*.

2° Mais bientôt on réagit contre cette doctrine, en raison même de la singularité. *Schiff*, *Spiegelberg*, *G. Valentin*, *Lister*, *Moleschot* introduisirent alors la théorie de l'*épuisement nerveux*. M. Longet, qui l'avait adoptée alors, l'a depuis abandonnée.

D'après ces auteurs, une irritation trop forte du nerf détruit son excitabilité. — Cette explication a le tort d'impliquer d'abord que les pneumogastriques sont les véritables nerfs moteurs du cœur, puisque la cessation de leur action paralyse cet organe ; et puis, quand on cesse l'excitation du nerf, les battements du cœur reparaissent avec une rapidité qui exclut toute idée d'un épuisement suivi de la réparation des forces. Ils devraient être au contraire très-lents à reparaître, si l'hypothèse de l'épuisement nerveux était vraie.

3° On n'admettra pas davantage l'explication proposée par *Brown-Sequard*, qui supposant le pneumogastrique comme destiné aux vaisseaux du cœur, prétend qu'en les galvanisant on arrête la circulation des parois cardiaques, qu'on les rend exsangues, et que par suite elles retombent dans le relâchement.

Cette théorie n'est pas plus acceptable que la précédente, car en interceptant la circulation dans les parois du cœur par la ligature des artères coronaires, on ne le paralyse pas aussi rapidement que par l'excitation des nerfs vagues. D'ailleurs une incision pratiquée pendant que le cœur est mis dans le relâchement par l'excitation du pneumogastrique, montre qu'il n'est point anémié.

4° D'après M. Longet, l'influence des nerfs pneumogastriques sur le cœur, serait une influence paralysante nécessaire pour ménager aux contractions de cet organe des moments de repos afin de s'opposer à son arrêt, que ne tarderait pas à produire une activité continue. « Il est certain, dit-il, que l'arrivée du sang dans les cavités cardiaques par le choc, l'ébranlement, et aussi par la distension fibrillaire qui en résulte, excite le cœur à se contracter. Si cette distension ou ce tiraillement d'un tissu contractile devient en effet, pour lui, une cause qui l'invite à réagir, il est à noter qu'à *force de se répéter*, une stimulation de cette nature, quelque légère qu'on la suppose, finirait par amener une surexcitation assez grande pour déterminer une contraction permanente, ou tétanique du cœur. Il faut donc, afin d'empêcher cette conséquence nécessaire de stimulations incessantes et additionnées les unes aux autres, que le cœur reçoive du système nerveux, une influence qui fasse succéder *instantanément* un relâchement absolu de ses fibres à chacune de leur contraction ; de manière qu'en définitive, cet organe musculaire, comme tous les autres muscles, ait le temps de se reposer. Dans l'état normal, les deux influences *excito-motrices* et *antagonistes*, se contrebalancent d'une manière alternative. Mais si cette dernière est accrue en intensité, et en durée, par l'excitation de la moelle allongée ou des pneumogastriques, elle prend momentanément le dessus, et le cœur s'arrête. »

En résumé, la plupart des physiologistes admettent aujourd'hui que les nerfs pneumogastriques servent à diminuer les contracteurs du cœur, par l'influence paralysante qu'ils possèdent sur cet organe, et que suivant le degré d'excitation leur action devient *régulatrice*, ou *modératrice*, ou enfin *paralysante*. De là les dénominations usitées des nerfs *régulateurs, modérateurs, d'arrêt ou paralysants actifs*.

Cette théorie certainement rend compte de tous les phénomènes fournis par l'expérimentation ; mais elle me paraît bien difficile à comprendre. En effet, puisque l'excitation des nerfs vagues produit un arrêt du cœur en *diastole*, on est bien obligé d'admettre qu'elle détermine dans ces conditions une paralysie *active*, c'est-à-dire une dilatation *active* de cet organe. Cette dilatation est certainement impossible s'il n'existe pas dans la texture du muscle cardiaque des fibres *dilatatrices* qui, animées par les pneumogastriques (nerfs dilatateurs), produiraient en se contractant une diastole active. Or, cette disposition des fibres cardiaques est entièrement hypothétique, et l'anatomie n'a démontré nulle part dans l'économie, l'existence de fibres musculaires dilatatrices. D'ailleurs, quand on vient à irriter légèrement le cœur arrêté en diastole par l'excitation du nerf pneumogastrique, on détermine aussitôt une contraction locale des fibres musculaires directement excitées, ce qui ne se produirait pas certainement si le relâchement du muscle cardiaque était le résultat de la contraction des fibres dilatatrices, car cette excitation légère et locale de la fibre musculaire du cœur ne pourrait pas vaincre la dilatation active maintenue par l'excitation permanente des nerfs pneumogastriques (nerfs dilatateurs).

Il faut bien admettre, par conséquent, que cette diastole n'est pas une dilatation active, mais qu'elle est au contraire de nature passive, absolument semblable à celle qui se produirait si l'influence du système nerveux sur le cœur venait à être subitement annihilée.

C'est là un fait qui donne beaucoup de vraisemblance à la théorie de l'action du pneumogastrique, que je veux main-

tenant proposer. Cette théorie nouvelle est due à M. Onimus
qui l'a énoncée à l'ouverture de son cours à l'école pratique
de la Faculté, où je l'ai entendu formuler pour la première
fois. Désirant alors étudier cette question, je dus à l'obligeance de cet habile expérimentateur, d'être moi-même témoin des expériences qui ont servi de base à ces études sur
le pneumcgastrique. Je crois devoir développer ici cette
théorie, et relater ces expériences, parce que outre leur grand
intérêt au point de vue scientifique, elles sont une des preuves les plus convainquantes de l'action si différente des courants induits et des courants continus sur le cœur.

Il serait nécessaire auparavant, afin de rendre plus clairs
et de compléter les développements qui vont suivre, de donner quelques notions sur les *forces-en-tension* et les *forces
vives* en physiologie. Ces expressions sont empruntées aux
sciences physiques, elles ont été transportées avec raison par
M. Onimus dans les sciences biologiques, où elles ont une
rigueur et une netteté, que ne possèdent pas toujours les
dénominations employéees en médecine; quelque intéressante que pût être cette étude, j'ai dû y renoncer, mais à regret, parce qu'elle m'éloignait trop de mon sujet.

§ II. — *Théorie de M. Onimus sur l'action du pneumogastrique.*

Les cellules nerveuses des centres médullaires et encéphaliques, de même que les cellules ganglionnaires du grand
sympathique, sont des centres où l'excitation apportée par
les nerfs sensitifs s'accumule plus ou moins. Cette accumulation développe dans l'intérieur de la cellule une certaine
somme de forces qu'on appelle *forces-en-tension*; enfin lorsque cette accumulation est assez considérable, la cellule transmet con activité au-dehors par les nerfs moteurs; il y a

alors une transformation des forces : les forces-en-tension passent à l'état de *forces vives*. Il faut un certain temps pour que ces cellules puissent acquérir une somme de forces-en-tension suffisante pour leur permettre de réagir, c'est-à-dire pour que la transformation des forces-en-tension en forces vives puisse avoir lieu ; ainsi les cellules nerveuses des ganglions du cœur ont besoin d'une seconde environ pour acquérir une tension suffisante pour réagir sur l'élément musculaire de cet organe ; si donc tous les dixièmes de seconde, je suppose, nous forçons par des excitations artificielles les forces-en-tension à se dégager, nous empêcherons, par cela seul, la manifestation du fontionnement de ces cellules, car elles ne peuvent réunir la quantité d'énergie nécessaire pour transmettre leur influence.

Un exemple fera mieux comprendre ma pensée : supposez que pour soulever un poids déterminé, la combustion d'un gramme de poudre soit nécessaire, et que cette quantité de poudre soit apportée peu à peu et par fraction de gramme, de manière à ce qu'il faille une minute pour que le gramme complet soit accumulé au-dessous du poids. Si nous attendons une minute pour mettre le feu à la poudre, le poids sera soulevé par l'explosion ; mais si toutes les secondes nous approchons une étincelle de la poudre, nous ne brûlerons à chaque fois qu'un soixantième de gramme de poudre, et le poids restera immobile, puisqu'il faut un gramme pour le soulever.

De même pour les cellules ganglionnaires du cœur, si nous venons épuiser les forces-en-tension, au fur et à mesure qu'elles se produisent dans leur intérieur, nous ne parviendrons jamais à déterminer l'activité fonctionnelle de ces cellules. Or, c'est précisément ce que produisent certaines excitations pneumogastriques, comme les courants induits, ou encore le sel marin. Ces agents déterminent une succession

tellement rapide d'excitations, qu'appliqués sur les nerfs moteurs ils produisent le tétanos, et par conséquent, en agissant
sur le pneumogastrique, ils épuisent à chaque instant les cellules ganglionnaires du cœur, avant que celles-ci n'aient acquis suffisamment d'énergie fonctionnelle. Alors les cellules
nerveuses, ne pouvant plus transmettre la manifestation de
leur activité, sont pour les fibres musculaires du cœur, presque dans les mêmes conditions que si elles étaient paralysées ; ou plutôt ce n'est pas une paralysie proprement dite,
mais c'est une suppression momentanée de l'influx nerveux.

Un second exemple va encore rendre ma pensée plus
claire : Sur une machine électrique à frottement, on détermine un développement lent et continu d'électricité par le
mouvement régulier de la roue de verre : à peu de distance
des armatures se trouve un corps quelconque, qui reçoit les
décharges électriques ; ces décharges ont lieu d'une manière
rhythmique, parce que l'étincelle apparaît, alors seulemen
que le fluide électrique a acquis une tension suffisante pour
vaincre la résistance de l'air. Je suppose qu'une seconde soit
nécessaire pour que l'électricité ait acquis cette tension ;
alors, si tous les dixièmes de seconde, je touche l'armature
de la machine électrique, je soutire à chaque fois la quantité
de fluide électrique qu'elle possède ; dès lors il n'y aura plus
ces décharges rhythmiques que nous avions au début de
l'expérience, parce que le fluide électrique ne pourra jamais
acquérir assez de tension pour surmonter les résistances
extérieures, quoique sa production se fasse aussi régulièrement qu'au début.

Dans l'organisme, nous avons une source d'influx nerveux qui se trouve dans l'activité régulière et constante de
la cellule nerveuse ; l'excitation arrive par les nerfs sensitifs,

et lorsqu'elle a acquis une tension suffisante, elle se dégage
par les nerfs moteurs.

Comme il est probable que les mouvements du cœur,
comme ceux de la respiration, sont de nature reflexe, il faut
à chaque instant que le mouvement moléculaire qui accompagne l'activité des éléments nerveux (vibration nerveuse)
parcoure un cercle continu ; ainsi, la stimulation part du
cœur ou du poumon, se transmet par les nerfs sensitifs aux
cellules nerveuses où s'opère la réflexion, et elle revient à
son point de départ, par les nerfs moteurs pour y produire le
mouvement.

§ III. — *Action physiologique du pneumogastrique sur les
mouvements rhythmiques du cœur et de la respiration.*

De tous les faits qui précèdent, on peut se faire une idée
exacte sur le mécanisme de l'action du pneumogastrique
sur les mouvements du cœur et de la respiration, que je
vais maintenant indiquer et appuyer sur des expériences
que j'ai pu reproduire avec M. Onimus. Elles nous montre-
ront en même temps la différence d'action sur le cœur des
courants induits et des courants continus.

Expérience I. — Sur un lapin nous découvrons au cou le
nerf pneumogastrique, dans une étendue de cinq à six centi-
mètres.

Une canule est placée dans la trachée pour pratiquer la respiration artificielle ; puis le cœur est mis à nu, afin d'avoir sous
les yeux les modifications qui vont se produire dans ses contractions.

Alors, par le contact de deux aiguilles d'acier, communiquant
aux deux pôles de l'appareil Rémak, nous faisons passer un courant de vingt éléments. Le cœur continue à battre avec régula-

rité durant tout le temps que passe le courant ; et on remarque seulement une petite accélération de ses contractions, au moment de la fermeture et de l'ouverture.

Si au contraire on vient à exciter la même portion de nerf par les courants induits d'un appareil volta-électrique, aussitôt le cœur s'arrête en diastole. Cet arrêt subsiste tout le temps de l'application du courant ; les contractions reprennent régulières dès qu'on enlève les électrodes.

Alors nous avons voulu démontrer que ces deux effets si opposés n'étaient pas dus à une propriété spéciale et inconnue des courants continus et des courants induits ; mais qu'ils devaient être attribués à la forme de l'excitation, continue dans le premier cas, et rapidement interrompue dans le second.

Pour cela, nous avons interposé dans le circuit du courant de la pile, un interrupteur à roue imaginé par M. Onimus. Cet appareil permet, par la rapidité plus ou moins grande qu'on lui imprime, d'augmenter à volonté le nombre d'interruptions.

Les choses étant ainsi disposées, nous faisons passer dans le nerf le même courant de vingt éléments ; les mouvements cardiaques persistent et sont réguliers ; mais si on met la roue de l'interrupteur en mouvement, elles cessent aussitôt, le cœur s'arrête en diastole.

Alors diminuant progressivement le nombre des interruptions, nous n'arrivons plus à en avoir que 7 ou 8 par seconde ; alors seulement les contractions du cœur reparaissent, et elles disparaissent de nouveau dès que l'on dépasse ce nombre d'interruptions.

Enfin, une nouvelle preuve que l'arrêt du cœur ne dépend pas, dans ces circonstances, d'une propriété spéciale inhérente aux courants induits, mais bien de la rapidité des excitations qu'ils transmettent, c'est qu'en prenant en main l'interrupteur de l'appareil volta-électrique, et en faisant nous-mêmes des interruptions très-lentes, nous avons pu constater des contractions du cœur à tous les chocs correspondants au passage du courant.

De plus, nous avons tenu à constater exactement que c'est bien à l'état de relâchement complet que le cœur s'arrête par la stimulation du pneumogastrique avec des courants rapidement interrompus, afin qu'on ne pût pas objecter que cet arrêt était dû à une contracture tétanique de cet organe, comme lorsqu'on applique directement les courants induits sur la fibre musculaire.

Pour cela, au moment où les mouvements cardiaques se trouvaient ainsi suspendus, nous avons excité directement le tissu musculaire du cœur avec un courant continu ; immédiatement une contraction vive s'est produite ; ce qui certainement n'aurait pas eu lieu si l'arrêt du cœur avait été dû à une contration tétanique.

Ces expériences prouvent bien, ce me semble, que lorsque les excitations que l'on envoie aux cellules nerveuses des ganglions cardiaques ne sont pas très-répétées, les forces-en-tension qui arrivent incessamment dans ces cellules ont le temps d'acquérir une tension suffisante pour passer à l'état de forces vives sur les nerfs moteurs, ou en d'autres termes que l'incitation peut se transformer en mouvement.

Au contraire, lorsque les excitations sont très-rapides, on vient pour ainsi dire décharger trop souvent l'influx nerveux de la cellule ; elle ne peut plus transmettre au dehors son activité. Son influcnce se trouve momentanément annihilée ; le cœur doit nécessairement s'arrêter, et ses fibres doivent être dans un état de relâchement complet.

L'expérience suivante va démontrer maintenant que la même théorie est applicable à l'interprétation des mouvements rhythmiques de la respiration.

Expérience II. — Sur un autre lapin, nous découvrons, dans une même étendue et à la même région, un des deux nerfs pneumogastriques, et après l'avoir soulevé légèrement, nous le coupons au milieu de la plaie.

Alors, en faisant passer alternativement un courant continu de vingt éléments, d'abord dans le bout supérieur, et puis dans le bout inférieur, on ne constate aucune altération sensible ni dans la respiration, ni dans les mouvements du cœur.

Mais si nous venons à exciter le bout supérieur par des courants induits ou des courants continus rapidement interrompus, immédiatement les mouvements respiratoires s'arrêtent, mais le cœur continue à battre régulièrement.

Si au contraire on porte la même excitation sur le bout inférieur, immédiatement le cœur s'arrête en diastole, et les mouvements respiratoires continuent d'une manière régulière.

La conclusion que je crois pouvoir tirer de cette expérience, c'est que le centre des mouvements respiratoires est dans le bulbe, et celui des mouvements du cœur plus spécialement dans les ganglions cardiaques. En effet, ces excitations rapides imprimées au bout supérieur du nerf se transmettent aux cellules nerveuses du bulbe et épuisent leur influx nerveux avant qu'il ait la tension suffisante pour produire les mouvements respiratoires; de même par le bout inférieur une action analogue se produit sur les cellules des ganglions cardiaques.

On voit donc que l'on peut assimiler la nature des mouvements respiratoires à ceux du cœur; leur forme rhythmique a la même origine; ils sont tous les deux de nature reflexe. Seulement, pour la respiration, le centre est dans la cellule du bulbe, et pour le cœur il est dans la cellule ganglionnaire.

Pour la respiration, l'excitation se fait dans le poumon; elle est produite par l'accès de l'air, la présence de l'acide carbonique, etc.; elle se transmet par les nerfs pneumogastriques aux cellules nerveuses du bulbe, elle s'y accumule à l'état de forces-en-tension, qui, devenues assez considérables, passent à l'état de forces vives, c'est-à-dire réagissent sur les nerfs moteurs des organes respiratoires. Dès lors, plus le stimulus sur le nerf sensitif sera considérable, plus l'activité respiratoire sera intense (dypsnée); si, au contraire, il tombe au-dessous d'une certaine limite, l'activité de la cellule nerveuse cesse (apnée).

Pour les mouvements du cœur, une succession analogue d'excitations se produit; les pneumo-gastriques les transmettent aux cellules ganglionnaires, d'où elles se réfléchissent sur les nerfs moteurs qui sont les branches du grand sympathique.

Cette théorie de l'action du pneumogastrique que je viens de développer ne doit pas être spécialement réservée à ce nerf, elle est applicable à bien d'autres filets nerveux de l'organisme; partout où existent des ganglions, où s'opèrent des actions reflexes, on retrouve la même succession de phénomènes. Ces petits centres de mouvement se comportent toujours comme les cellules du bulbe ou les cellules ganglionnaires du cœur, suivant la forme des excitations qu'on leur transmet. Ainsi, MM. Legros et Onimus ont démontré que les stimulations des nerfs splanchniques, par les divers courants électriques, produisent sur les mouvements intestinaux des effets analogues à ceux qu'ils ont constatés sur le cœur ou la respiration par les mêmes excitations sur le pneumogastrique.

En résumé, voici la conclusion que je crois pouvoir tirer de toute cette étude sur le pneumogastrique :

1° Les mouvements rhythmiques de la respiration et du cœur sont de nature reflexe.

Le centre de reflexion est pour les mouvements respiratoires dans les cellules nerveuses du bulbe; pour les mouvements cardiaques, il est plus spécialement dans les cellules ganglionnaires du cœur.

2° Les courants continus et les courants induits appliqués sur le pneumogastrique produisent des effets bien différents qui tiennent à la forme des excitations qu'ils transmettent.

Les stimulations du pneumogastrique, de quelque nature qu'elles soient, amènent dans les mouvements de la respiration ou du cœur des résultats bien différents suivant qu'elles sont continues, lentes ou rapides.

(*a*) Si elles sont continues (courants de la pile), elles produisent une légère accélération des mouvements respiratoires et des contractions du cœur.

(*b*) Si elles sont lentes (courants continus ou induits ; avec interruptions très-lentes), il y a une contraction à chaque excitation.

(*c*) Si elles sont rapides (courants continus et induits ; avec interruptions rapides), il y a arrêt du cœur et de la respiration.

II

Action des courants électriques sur les vaisseaux

C'est par leur action sur les vaisseaux que les courants électriques sont susceptibles d'imprimer une modification puissante à la circulation; c'est cette influence remarquable du fluide électrique qui sera la source des nombreuses applications thérapeutiques que j'indiquerai en terminant.

Les auteurs qui se sont occupés d'électricité médicale n'ont pas signalé d'une manière précise cette propriété des courants électriques; ils les ont même très-peu appliqués dans ce but, et ne connaissant que leur action sur les nerfs et les muscles, ils avaient réservé leur emploi aux affections qui dépendent d'une lésion nerveuse ou musculaire. La plupart même ont refusé à l'électricité la moindre influence sur le cours du sang (1). Une opinion aussi erronée est certes bien étrange, puisque des expériences très-faciles démontrent de la manière la plus positive cette action si remarquable de l'agent électrique.

(1) Les expériences de Welber et Kolliker ont appris que les vaisseaux d'un certain calibre se contractent sous l'influence des courants, mais ces conclusions ne paraissent point applicables à l'électrisation à travers les tegments intacts. (*Nouveau Dictionnaire de médecine et de chirurgie pratique*, t. XII, article ÉLECTRICITÉ.)

Cependant Remak parle dans son ouvrage de l'augmentation de la circulation par les courants continus et l'attribue
à une dilatation passive des vaisseaux; mais il n'appuie son
opinion sur aucune expérience physiologique.

Robin et Hiffelsheim ont les premiers décrit d'une manière plus exacte cette action des courants électriques. Ces
auteurs ont vu « que le courant intermittent contracte les
éléments musculaires des capillaires, effet qui est suivi généralement et par réaction d'une grande activité dans la circulation, et que les courants voltaïques continus, une fois le
circuit fermé, dilatent au contraire les capillaires et semblent
établir en même temps une régulière et uniforme circulation du sang (1). »

Ces conclusions ont été entièrement confirmées par les
travaux de MM. Legros et Onimus. Ces observateurs ont
indiqué avec une précision et une clarté remarquable
cette action des courants électriques sur la circulation, et
ont montré de plus l'influence différente des courants continus selon leur direction. Cette particularité, d'une importance capitale au point de vue des applications thérapeutiques, a été basée sur des expériences nombreuses que ces
deux physiologistes ont répété devant les membres de la
Société de Biologie. — Je dois à l'obligeance de M. Onimus
d'avoir été moi-même témoin de ces faits intéressants, que
je rapporterai bientôt avec soin.

Mais avant d'étudier les effets de l'agent électrique sur la
circulation, il me paraît nécessaire de parler de l'instrument
qui doit servir à leur manifestation, c'est-à-dire le système
nerveux vaso-moteur, d'autant plus que j'ai à énoncer sur
ce sujet des idées nouvelles qui découlent naturellement de
l'étude de la contractilité autonome des artères telle que je

(1) *Des applications de la pile de Volta.* 1861, p. 11.

l'ai faite en commençant. Je demande la permission de donner quelques détails à ces notions qui me paraissent devoir simplifier un peu cette partie si difficile de la physiologie.

CHAPITRE I

INNERVATION DES VAISSEAUX.

Si, comme le dit Longet, l'innervation du cœur est une des questions les plus difficiles et les plus controversées de la physiologie, je crois qu'il doit en être de même de l'innervation des vaisseaux; cette étude présente, en effet, tout autant de difficultés et de controverses.

Si on parcourt tout ce que les auteurs ont écrit sur ce sujet depuis quelques années, on est étonné de la diversité des opinions émises et de la multiplicité des théories imaginées pour expliquer les divers phénomènes fournis par l'expérimentation. Depuis la découverte des nerfs vaso-moteurs, presque tous les physiologistes ont voulu étudier ce point si intéressant de physiologie; des expériences nombreuses ont été faites; les résultats en ont été si variés, que la théorie de l'action des nerfs vaso-moteurs a été insuffisante à les expliquer tous. Dès lors les expérimentateurs ont eu recours à des hypothèses sans nombre, et ils n'ont pas même reculé devant la création de nerfs nouveaux que l'anatomie ne démontrera probablement jamais.

Nous avons eu déjà, à propos de l'innervation du cœur, les nerfs modérateurs, les nerfs d'arrêt; ici la diversité est encore beaucoup plus grande; les résultats des diverses expériences ayant été beaucoup plus variés, il a fallu tout naturellement un bien plus grand nombre d'hypothèses pour les interpréter. C'est ainsi que nous voyons Schiff imaginer les nerfs *dilatateurs*, Cl. Bernard proposer les nerfs *sécréteurs;* enfin les auteurs allemands, qui ont été bien plus prodigues encore, ont admis les nerfs *trophiques,* les nerfs *dépresseurs,* les nerfs *accélérateurs,* les nerfs à *actions reflexes,* etc.

Enfin ces différents nerfs seraient en relation avec des centres correspondants disséminés dans divers départements limités de la moelle ou du bulbe. De là rien de plus simple que d'expliquer les diverses expériences sur la circulation ou même l'action physiologique des médicaments. Ainsi, tel agent, s'il diminue la tension artérielle ou s'il augmente l'activité de la nutrition, c'est qu'il a excité dans l'économie les nerfs dépresseurs ou les nerfs trophiques.

Voilà, certes, une simplification merveilleuse; malheureusement elle est basée sur une série d'hypothèses, sinon erronées du moins fort douteuses. N'est-il pas plus prudent, au contraire, de ne s'appuyer que sur des faits bien établis, lorsqu'il s'agit d'imaginer une thérie nouvelle?

Telle est la voie que je vais essayer de suivre. Je n'irai pas, certainement jusqu'à nier l'existence de filets nerveux admis et découverts par les premiers physiologistes de notre époque; mon intention est de montrer seulement que les faits invoqués pour en démontrer l'existence trouvent une explication plus naturelle dans les modifications de la circulation générale ou locale produite par les nerfs vaso-moteurs. —

Il existe dans la physiologie des vaisseaux deux faits incontestables : c'est d'abord la *contractilité autonome* des artérioles dont l'existence a été surabondamment prouvée dans une étude préliminaire; c'est ensuite l'innervation des vaisseaux, par des nerfs spéciaux, les *nerfs vaso-moteurs* dont il va être maintenant question.

C'est à l'aide de ces deux faits que j'espère pouvoir expliquer les divers phénomènes qui ont nécessité, de la part des physiologistes, un si grand nombre de théories. — Je vais m'occuper tout d'abord des nerfs vaso-moteurs, puis j'étudierai les autres nerfs que les auteurs ont admis pour les vaisseaux, et j'esseyerai de substituer à leurs opinions une interprétation différente.

§ I. — *Des nerfs vaso-moteurs.*

Il faut remonter à Willis et à Haller pour trouver les premières notions sur les nerfs vaso-moteurs ; mais l'idée qu'on se faisait alors du rôle de ces nerfs était bien différente de celle que nous avons aujourd'hui. On supposait que les filets nerveux eux-mêmes se contractaient, et en rétrécissant le calibre des vaisseaux qu'ils enlaçaient dans leurs mailles, retardaient le cours du sang. Il y eut pourtant quelques observateurs qui admirent, plus tard, une contraction propre aux artères, et influencée par le système nerveux. Mais l'histoire des nerfs vasculaires ne commence réellement qu'à partir du moment où on institua des expériences directes pour démontrer leur véritable rôle. — Le fait fondamental qui a servi de point de départ à toutes les découvertes accomplies depuis lors, c'est celui de la section du grand sympathique au cou, opérée pour la première fois par Pourfour-du-Petit en 1717 ; il répéta cette expérience en 1725 devant Winslow et Senac, mais aucun de ces physiologistes ne sut en tirer des conséquences sur l'innervation des vaisseaux ; et il s'écoula ensuite un temps très-long pendant lequel la question ne fut point reprise.

Ce n'est qu'en 1840 que Stelling et Henle reconnurent de nouveau, l'action du système nerveux ganglionnaire sur les contractions des artères ; ces physiologistes donnèrent aux nerfs spéciaux qui les animent, le nom rujourd'hui consacré de nerfs *vaso-moteurs*.

Mais la démonstration définitive de l'action des nerfs sur la circulation, appartient réellement à M. Cl. Bernard (1), qui, à partir de l'annexe 1851, institua de nombreuses expériences à cet effet; il constata plusieurs fois que la section du grand sympathique au cou était accompagnée d'une élévation de température et d'une congestion considérables dans tout le côté correspondant de la tête. L'interprétation de ces phénomènes que ce physiologiste proposa d'abord, et abandonna du reste peu après, n'était pas heureuse, ni propre à faire présentir les découvertes et les déductions intéressantes dont ces expériences devraient être la source. Il supposa que la calorification dépendait directement du grand sympathique, qu'il appelait nerf *colorifique*, et que sa section n'agissait pas primitivement sur l'état circulatoire, mais bien sur la production de chaleur par un mécanisme insaisissable comme celui des propriétés vitales; et, chose non moins singulière, c'était précisément, lorsqu'il était coupé que sa prétendue fonction se trouvait mise en jeu.

Ce furent Bown-Sequart d'une part et Budge et Waller (2) de l'autre qui donnèrent en même temps la véritable interprétation de ces phénomènes; ils démontrèrent que l'élévation de température du côté de la section du grand sympathique est l'effet de la plus grande quantité de sang contenu dans ces parties par suite de la paralysie vasculaire. En effet, comme l'a fait Brown-Sequart, la galvanisation du bout périphérique du nerf sectioné fait de nouveau contracter les vaisseaux et dissipe en même temps toute trace de congestion.

____

(1) *Mémoires de la Société de biologie,* t. III, 1851.
(2) *Comptes rendus de l'Académie des sciences de Paris,* t. XXXVI.

« Toujours, dit ce physiologiste, avec l'élévation locale de la température coïncide une paralysie, en d'autres termes une dilatation des vaisseaux sanguins; toujours, avec un abaissement local de température coïncide une contraction ou en d'autres termes, le resserrement des vaisseaux san-guins. — Ainsi la *paralysie vasculaire* s'accompagne d'une élévation de température, et la *contracture vasculaire* d'une diminution. » Les effets qui suivent la section du grand sympahique ne résultent donc pas d'une activité calorifique particulière, mais bien du défaut d'action de ce nerf et par-tant de la paralysie des artérioles.

Sans connaître la publication faite en Amérique par Brown-Sequart, Cl. Bernard arrivait deux mois plus tard, à l'aide d'expériences semblables, à proposer la même explica-tion.

I. — *Origine des nerfs vaso-moteurs.* — Les expériences qui ont prouvé l'existence des nerfs vaso-moteurs, démon-trent en même temps que ces filets nerveux proviennent du grand sympathique; mais doit-on en conclure que c'est là exclusivement qu'ils puisent leur principe d'action? Certai-nement non; et malgré l'opinion contraire de quelques phy-siologistes, je crois avec le plus grand nombre que les nerfs vasculaires, sont en communication avec le centre cérébro-spinal qui est la véritable source de l'influx nerveux qu'ils transmettent aux vaisseaux. Les ganglions sympathiques ne sont que de petits centres fort secondaires, jouant pour ainsi dire le rôle de réservoir, ou l'influx nerveux s'accumule pour se transmettre ensuite aux organes; voilà pourquoi des cœurs de grenouilles arrachés de la cavité thoracique conti-nuent à battre pendant quelque temps, parce que les gan-glions cardiaques qu'ils renferment achèvent de transmettre au dehors l'activité qu'ils avaient emmagasinée.

Pour résoudre définitivement cette question importante de l'origine précise des nerfs vaso-moteurs, une expérience décisive, si elle était possible, se présente tout naturellement : si on interceptait les innombrables communications qui existent entre le système nerveux de la vie animale et le grand sympathique, en examinant ensuite les changements qu'une pareille opération entraînerait dans l'exercice fonctionnel de ce dernier, on arriverait certainement à déterminer s'il possède exclusivement en lui-même le principe de son action, ou bien à apprécier la somme d'activité qu'il emprunte à l'axe cérébro-spinal. — Il suffit de réfléchir un instant à la disposition générale du grand sympathique pour reconnaître que les mutilations nécessitées par une telle expérience ne sauraient être compatibles avec la vie.

Cependant, il est possible d'expérimenter sur un ganglion isolé et facile à atteindre, comme le ganglion ophthalmique ; on sait qu'il communique avec le centre encéphalique par un nerf moteur, qui est le moteur oculaire commun, et par un nerf sensitif, qui est la branche ophthalmique du trijumeau ; or, si le nerf moteur oculaire commun est coupé ou atteint de paralysie, l'iris demeure immobile ; si la branche ophthalmique est lésée, la nutrition et les sécrétions du globe oculaire s'altèrent. Pourtant le ganglion ophthalmique subsiste : petit cerveau fonctionnant isolément et par lui-même, comme le veut Bichat, présidant par lui seul aux mouvements involontaires de l'iris, pourquoi ne fonctionne-t-il plus ? — La réponse est bien simple et se présente naturellement : c'est parce que ses connexions avec l'axe cérébro-spinal sont détruites, et que c'était par leur moyen qu'il puisait dans l'encéphale un pouvoir qu'il ne possède pas en lui-même, au moins à un degré suffisant.

Je pourrais encore invoquer des preuves tirées de la pathologie, qui démontrent l'intervention du centre médullaire dans les fonctions du grand sympathique. Ainsi, dans le *Traité des maladies de la moelle épinière* d'Ollivier (d'Angers), on rencontre un grand nombre de cas dans lesquels la lésion médullaire s'est accompagnée de troubles fâcheux du côté de la portion moyenne du canal intestinal, c'est-à-dire de celle qui reçoit ses nerfs exclusivement du grand sympathique.

De plus, l'anatomie vient encore nous fournir des preuves de la valeur de ces connexions. Les recherches anatomiques de Waller et de M. Vulpian ont démontré que les ganglions sympathiques sont unis par des filets nerveux (*rami communicantes*) aux troncs rachidiens.

Enfin, l'expérimentation est venue prouver irrévocablement l'origine médullaire des nerfs vaso-moteurs; ces preuves ont été fournies par Schiff, Ludwig et Thiry, Cyon, Courvoisier, etc.

Après la section de la moelle épinière dans la région cervicale, Ludwig et Thiry ont constaté la dilatation paralytique des vaisseaux de tout l'organisme; puis, en galvanisant le bout périphérique de la moelle divisée, ils ont déterminé une contraction manifeste des vaisseaux sanguins d'abord dilatés.

Ces expérimentateurs ont voulu ensuite préciser davantage l'origine des nerfs vasculaires et s'assurer s'il n'existait pas, dans un point limité de la moelle, un centre où viendraient aboutir tous les nerfs vaso-moteurs de l'économie, et si, en d'autres termes, on ne pouvait pas admettre dans la moelle un *centre vaso-moteur*, comme l'on a admis dans le bulbe un *centre respiratoire*. Ces expériences minutieuses n'ont pas été bien précises; cependant, Schiff croit avoir démontré que ce centre n'existe pas, et que les nerfs vaso-moteurs des différentes régions du tronc et des membres émanent de points variés du centre cérébro-spinal, et qu'il en est même qui remontent jusque dans la protubérance et les couches optiques.

En résumé, on doit admettre aujourd'hui que les nerfs vaso-moteurs naissent de points multiples du centre spécial, se mettent en communication avec les cellules grises médullaires, et une fois émergés au dehors, s'associent partout, soit aux nerfs de la vie animale, comme cela a lieu pour les nerfs rachidiens, soit aux nerfs viscéraux proprement dits du grand sympathique, comme on le voit au thorax et à l'abdomen. Comme ces derniers sont de beaucoup les plus importants, puisqu'ils se distribuent aux organes de la circulation, de la respiration, de la digestion, des sécrétions et de la génération; il est tout naturel de placer dans le grand sympathique une influence considérable sur la circulation et la nutrition, quoique, en réalité, il ne soit pas isolément un centre d'activité.

Par conséquent, les ganglions sympathiques ne peuvent être considérés comme la source des nerfs vasculaires; ils sont de petits centres secondaires où l'activité nerveuse du centre cérébro-spinal s'accumule et se concentre avant de se transmettre au dehors, et ils ne sauraient conserver longtemps leur influence si leur communication avec l'axe cérébro-spinal venait à être rompu. Toutefois, à l'état normal, ajoute M. Longet, « on peut supposer avec raison que les ganglions puissent être le siége de phénomènes excito-moteurs incessants, et que, par conséquent, ils constituent des centres nombreux de *réflexion* directement subordonnés à un centre commun d'action dont l'anéantissement enrayerait le jeu de tous les autres, comme on voit dans une machine l'arrêt du rouage principal produire bientôt l'immobilité des rouages secondaires. »

II. — *Action des nerfs vaso-moteurs.* — Les nerfs vaso-moteurs sont aptes à transmettre les excavations centrifuges aussi bien que les excitations centripètes ; ce sont donc des nerfs mixtes ; les actions reflexes produites par une augmentation de tension vasculaire et les expériences directes faites sur ces nerfs prouvent suffisamment ce fait important ; j'aurai à y revenir bientôt.

Comme ces filets nerveux ne peuvent jamais être influencés par la volonté, tous les mouvements que nous allons étudier dans le système circulatoire ne peuvent être que de nature reflexe ; aussi les vaisseaux qui sont en relation avec la moelle par les nerfs vaso-moteurs pourront-ils recevoir réflectivement des excitations multiples venues des différents points de l'économie ; par conséquent, les causes qui agiront sur leurs contractions seront-elles très-diverses.

Une question importante, que beaucoup de physiologistes ont essayé de résoudre, c'est de déterminer quel est, pour les nerfs vaso-moteurs, le centre des actions reflexes. Est-ce dans les ganglions sympathiques ou dans la moelle que les excitations se réfléchissent pour agir ensuite sur les nerfs vasculaires ? Les physiologistes ont, sur ce point, des opinions très-diverses que je ne puis examiner ; je ferai seulement remarquer qu'il paraît plus conforme aux différents faits observés de n'admettre *exclusivement* comme centre des mouvements reflexes pour les vaso-moteurs, ni les ganglions sympathiques, ni le centre spinal. Il est, je crois, plus naturel de penser que la nature des excitations doit faire varier leurs points de réflexion ; ainsi, une excitation faible peut ne pas dépasser les ganglions ; si, au contraire, elle est plus vive, elle peut arriver jusqu'à la moelle ; et enfin, dans certains cas, elle pourra arriver jusqu'au cerveau. C'est ce qui expliquerait pourquoi, dans l'état de santé, les stimulations diverses qui ont pour point de départ les organes splanchniques, ne remontent pas jusqu'au cerveau ; dans l'état de maladie, au contraire, elles sont plus vives et peuvent, par conséquent, arriver jusqu'à l'encéphale et y déterminent la perception d'une douleur plus ou moins intense.

Je sais bien que l'on peut donner une autre explication, tout aussi naturelle, basée sur la constitution intime de la fibre nerveuse, différente à l'état de santé et à l'état de maladie; ainsi, *Piegu,* dans sa thèse inaugurale (Paris, 1846), propose d'expliquer la sensibilité obtuse du grand sympathique à l'état normal par la faiblesse numérique de ses fibres sensitives, et l'exaltation de cette faculté dans l'état morbide par une hypérémie névrilématique de laquelle résulterait leur compression ou leur étranglement.

Quoi qu'il en soit de cette explication, il n'en reste pas moins établi, je crois, qu'une excitation peut produire, suivant sa nature, des actions reflexes différentes, sans qu'il y ait pour cela altération spéciale du nerf; ainsi, quand on chatouille la plante des pieds, il arrive que tout le corps entre en convulsion; on n'observe rien de semblable quand ces mêmes parties sont enflammées ou blessées.

Pour expliquer ces phénomènes, Rob. Whyt admettait que la nature spéciale de l'excitation ou de la sensation, en dictant tel mouvement reflexe plutôt que tel autre, remplissait le même rôle que la volonté dans la détermination des mouvements volontaires; et Pfluger voyant chez la grenouille décapitée les mouvements reflexes merveilleusement coordonnés, suivant la nature de l'excitation, admit que la moelle épinière possède un *principe psychique* qui agit avec discernement, en mettant en jeu les muscles dont l'action doit être utile dans tel ou tel cas.

Cette interprétation est évidemment très-discutable; cependant, je ne doute pas que l'influence considérable de la nature du stimulus sur les mouvements reflexes qu'il détermine ne soit un fait parfaitement établi. Par conséquent, il ne me paraît pas impossible d'admettre que le centre des mouvements réflexes pour les nerfs vaso-moteurs soit tantôt dans les ganglions sympathiques, tantôt dans la moelle, suivant l'intensité de l'excitation.

III. — *Théories diverses sur le mécanisme de l'action des nerfs vaso-moteurs.* — Les influences qui se transmettent aux vaisseaux par l'intermédiaire des nerfs vaso-moteurs se réduisent, en dernière analyse, à des phénomènes de mouvement, et se manifestent par la contraction ou par la dilatation des artérioles, c'est-à-dire par une congestion ou une anémie des tissus.

La plupart des physiologistes ont attribué ces deux effets opposés à une différence dans l'intensité de l'excitation portée sur les nerfs vaso-moteurs. Une excitation faible fait contracter les vaisseaux, d'où anémie ; une excitation vive produit leur paralysie, d'où congestion. Tout le monde connaît les expériences si simples proposées par M. Marey, où chacun peut vérifier sur soi-même ces deux phénomènes si tranchés ; en promenant sur les téguments un corps mousse, on obtient, suivant le degré de pression qu'on lui donne, une contraction ou une paralysie des vaisseaux, une trace blanche ou une trace rouge.

Pour moi, s'il me paraît facile d'admettre qu'une excitation des nerfs vaso-moteurs produise une contraction des vaisseaux, il me semble bien difficile que la même cause puisse amener leur dilatation ; et, sans nier complétement qu'une stimulation puisse produire la paralysie d'un nerf, il me paraît qu'un pareil résultat doit être bien rare. Si on peut admettre, en effet, qu'une irritation portée directement sur un filet nerveux aille jusqu'à la paralysie, il me paraît totalement impossible d'admettre qu'une excitation d'un nerf sensitif, quelque intense qu'on la suppose, puisse, par action réflexe, produire la paralysie d'un nerf moteur. Or, c'est là précisément ce que l'on serait forcé de reconnaître si

on voulait attribuer à la paralysie des vaso-moteurs les dilatations vasculaires que l'on observe, puisque les influences
qu'ils transmettent aux vaisseaux sont presque toujours de
nature reflexe.

Les auteurs ont bien compris ces difficultés, puisqu'ils
ont imaginé bien des théories pour expliquer ce phénomène
de la dilatation des vaisseaux par l'excitation des vaso-moteurs. Je vais les examiner maintenant et montrer qu'il n'en
est aucune qui puisse être admise entièrement ; j'en propo-
serai ensuite une différente que je crois plus rationnelle ; elle
sera basée sur la contraction autonome des artères. — Nous
avons déjà vu combien cette propriété remarquable des vaisseaux nous a été utile pour l'interprétation de bien des faits ;
elle va aussi nous être ici d'un grand secours.

1° Quelques physiologistes ont cru pouvoir expliquer la
dilatation des artérioles par un spasme limité aux vaisseaux
capillaires, d'où hypérémie par suite d'un obstacle au passage du sang des artères dans les veines. — Cette théorie a
contre elle l'augmentation de chaleur, qui ne se montre pas
lorsque le sang est simplement en stagnation.

2° Une autre théorie a été proposée par Brown-Sequart ;
la paralysie des vaisseaux périphériques dépendrait, d'après
cet observateur, de la contraction par action reflexe des vaisseaux de la moelle épinière, contraction limitée ayant pour
conséquence l'anémie dans le point de la substance grise
d'où partiraient les nerfs vaso-moteurs excités, d'où perte de
la propriété excito-motrice de ce point, paralysie et enfin dilatation des vaisseaux. — Mais on peut objecter avec raison
qu'il paraît bien difficile d'admettre une contraction vasculaire suffisamment prolongée pour produire une anémie durable de la moelle. On sait que les vaisseaux, comme tous
les muscles, s'épuisent vite quand ils sont contractés, et une

dilatation doit toujours succéder bientôt à une contraction, surtout si cette contraction a été intense.

3° Schiff a proposé une théorie bien plus étrange ; d'après lui, la dilatation vasculaire serait due, dans bien des cas, à l'excitation de certains nerfs spéciaux (nerfs dilatateurs) se rendant à certaines fibres spéciales (fibres dilatatrices). — Toutes ces données sont hypothétiques ; nous y reviendrons quand il sera question des nerfs dilatateurs.

4° Enfin, une autre théorie généralement admise, quoique impossible à comprendre, c'est celle de l'*épuisement* nerveux. On admet *à priori* qu'une excitation très-vive sur un nerf épuise immédiatement son activité ; ce filet nerveux perd alors toute son influence sur les organes qu'il innerve. — Cette théorie a été examinée et réfutée à propos des nerfs paralysants actifs.

5° Au risque d'être accusé de torturer les faits pour les accommoder à une théorie, je donnerai la préférence à une explication due à MM. Legros et Onimus. Cette interprétation, plus vraisemblable que toutes celles que j'ai déjà énumérées, découle tout naturellement des développements que j'ai déjà donnés sur la contractilité autonome des artérioles.

Il me semble que c'est à tort que la plupart des physiologistes semblent croire que toutes les dilatations vasculaires produites par l'excitation des nerfs vaso-moteurs, doivent être attribuées à leur paralysie. Un grand nombre de faits prouvent certainement qu'il en est tout autrement, et, pour ne citer en ce moment que les exemples les plus communs ; comment comprendre que la lumière et une chaleur modérée qui augmentent toujours la circulation, puissent exciter assez les vaisseaux pour les paralyser ? ou faut-il admettre que ces agents aient une influence paralysante toute mystérieuse ? tandis qu'il est si naturel de croire qu'une stimulation modérée des vaso-moteurs produit une *suractivité* des contractions autonomes des artérioles. Sous l'influence de ces contractions plus actives, le sang est chassé plus rapidement dans les veines, il en résulte une réplétion plus considérable et une dilatation du système vasculaire, une augmentation de tension et de température, en un mot, tous les phénomènes d'une congestion.

Si l'excitation est plus vive, la contraction des artérioles change de forme, elle n'est plus péristaltique, elle devient tétanique, et alors il y a contracture du vaisseau, anémie au lieu de congestion.

Nous voyons par là de quelle utilité peut être la connaissance de ces deux formes de contraction très-distinctes des fibres-cellules vasculaires, que j'ai indiquées dans les notions préliminaires. — Nous allons voir maintenant qu'elle va nous servir à réfuter l'existence des différents nerfs admis par les auteurs pour expliquer certains phénomènes particuliers de la circulation générale.

§ II. — *Des nerfs dilatateurs.*

Dans un ouvrage important (*Leçons sur la physiologie de la digestion*) publié en 1868, M. Schiff développe longuement la théorie des nerfs dilatateurs, dont il a été un des principaux promoteurs ; cette théorie montre combien il répugnait aux physiologistes d'attribuer à une paralysie plusieurs phénomènes de dilatation vasculaire. On a préféré adopter une hypothèse peu satisfaisante et qui est en contradiction avec les notions, même les plus élémentaires, d'anatomie et de physiologie ; aussi, après avoir avancé cette théorie, M. Schiff est le premier à dire qu'il y a là quelque chose d'inexplicable et d'obscur. Il se trouve, en effet, forcé d'admettre des nerfs nouveaux, les nerfs dilatateurs, dont il ne peut pas préciser l'origine, et des fibres musculaires dilatatrices, tout aussi hypothétiques. Ces fibres, qui auraient dans la texture des capillaires une disposition toute spéciale pour produire, par leurs contractions, la dilatation des vaisseaux, ont échappé à tous les anatomistes; elles ont été imaginées pour les besoins de la théorie.

La suractivité de la contraction autonome des artères, va, au contraire, donner une explication toute naturelle de cette di'atation active des vaisseaux. — Examinons, en effet, l'expérience principale sur laquelle insiste M. Schiff pour la démonstration de son hypothèse, et nous verrons qu'elle ne remplit nullement son but, tandis qu'elle confirme pleinement l'interprétation que je veux essayer de lui substituer.

Cet habile physiologiste, après avoir sectionné d'un côté le sympathique cervical d'un lapin, place l'animal dans une étuve chauffée à 30 ou 40 degrés, et constate après quelque temps que l'oreille, du côté où le sympathique est intact, est plus chaude que l'autre, c'est-à-dire l'interversion des phénomènes habituels; de ce fait, M. Schiff en tire des conclusions pour la démonstration de sa théorie des nerfs dilatateurs. Du côté, dit-il, où le sympathique est intact, ces nerfs sont surexcités par la chaleur, et produisent avec la dilatation des vaisseaux l'élévation de la température que l'on observe. Par conséquent, d'après ce physiologiste, le grand sympathique contient à la fois les nerfs dilatateurs et les nerfs constricteurs (les vaso-moteurs); alors, nous ne voyons pas pourquoi, chez ce lapin, la chaleur exagérerait l'effet des nerfs dilatateurs aux dépens des constricteurs; la chaleur ne doit pas agir d'une façon sur les premiers et d'une autre façon sur les seconds.

On peut donner à cette expérience une interprétation plus acceptable; la voici :

La chaleur de l'étuve favorise les contractions successives des fibres-cellules des vaisseaux, c'est-à-dire leur contractilité autonome ; comme celle-ci ne peut s'exercer que sur l'oreille dont l'innervation est conservée, la température s'élève de ce côté et reste stationnaire du côté opéré ; à la suite de la section du sympathique, la température est, il est vrai, augmentée, mais elle ne peut atteindre le degré que l'on peut observer souvent, quand les fonctions vaso-motrices sont activées.

La même explication s'applique à d'autres faits pour l'interprétation desquels on a eu recours aussi à la théorie des nerfs dilatateurs ; tels sont, par exemple, certains phénomènes qui ont rapport à l'action de la corde du tympan sur la sécrétion de la glande sous-maxillaire. — Des expériences ont démontré que, lorsqu'on excite les filets sous-maxillaires du grand sympathique, la sécrétion de la glande s'arrête, tandis que si l'on excite la corde du tympan, elle est activée. M. Schiff en conclut immédiatement que le grand sympathique renferme les nerfs constricteurs, et la corde du tympan, les nerfs dilatateurs de la glande sous-maxillaire.

Pour nous, poursuivant l'explication donnée ci-dessus, nous dirons avec MM. Legros et Onimus, que la faradisation de la corde du tympan provoque dans la glande sous-maxillaire une excitation analogue à celle que produit une goutte de vinaigre sur la langue, et par action reflexe une activité plus grande des contractions autonomes des artères, par conséquent un afflux de sang plus considérable ; c'est, du reste, pour la même raison que certaines névralgies de la face s'accompagnent d'une activité plus grande de la circulation et des sécrétions de cette région.

Je crois donc pouvoir conclure de tous ces faits que les nerfs dilatateurs des vaisseaux n'existent pas, et qu'il n'y a en réalité que des nerfs vaso-moteurs constricteurs, et l'augmentation des circulations locales sous diverses influences, s'explique aisément, comme nous l'avons vu, par la suractivité des contractions autonomes des artérioles.

§ III. — *Des nerfs sécréteurs.*

M. Cl. Bernard, qui avait d'abord proposé la dénomination de nerfs sécréteurs, c'est-à-dire ayant une action directe sur le tissu glandulaire propre, a aujourd'hui modifié sa théorie, et il ne conserve à ces nerfs qu'une influence médiate sur les sécrétions, puisqu'elle ne s'exercerait que sur les vaisseaux sanguins. Par conséquent, ce physiologiste n'admet plus aujourd'hui les nerfs sécréteurs, et l'influence qu'il attribue au système nerveux sur les sécrétions est à peu près identique à celui que nous décrirons.

Hermann, au contraire, dans sa *Physiologie*, se prononce clairement en faveur des nerfs sécréteurs, dont il admet l'existence, quoiqu'il ne puisse pas en expliquer les fonctions. « En effet, dit le professeur de Zurich, l'action nerveuse, qui peut amener une sécrétion qui sans elle resterait inactive, peut avoir lieu en l'absence de toute circulation, dans les glandes coupées, par exemple. De plus, la marche de la sécrétion est capable de s'opposer à la filtration, puisque la pression dans le canal excréteur de la glande, si l'écoulement du liquide est empêché, peut devenir plus grande que la pression dans les troncs artériels. — Par conséquent, l'influence des nerfs sur la sécrétion ne peut pas être expliquée par leur influence sur la circulation. — On doit donc admettre, outre les fibres vaso-motrices, d'autres fibres spéciales qui agissent directement sur la sécrétion d'une manière inexplicable jusqu'ici. »

Il est bien difficile d'admettre que les nerfs aient une action spéciale sur les phénomènes intimes des sécrétions, c'est-à-dire sur les cellules épithéliales, ou la paroi propre des parenchymes glandulaires. Leur influence sur les sécrétions paraît due uniquement à leur action directe sur les fibres musculaires lisses des vaisseaux et sur celles qui entourent les tubes ou les acini-sécréteurs des divers parenchymes. Ils n'agiraient donc que comme nerfs vaso-moteurs ou glandulo-moteurs. On comprend que cette seule influence soit des plus importantes pour la fonction des glandes, car les nerfs peuvent ainsi augmenter ou diminuer l'apport des matériaux nécessaires aux sécrétions. — Et si, comme le dit Hermann, on peut observer la sécrétion en dehors de la circulation, dans des glandes séparées de l'organisme, elle n'est que momentanée, et due probablement à des phénomènes de nutrition persistant quelque temps encore après la cessation de la circulation.

En somme, il faudrait des preuves anatomiques et physiologiques, bien plus nombreuses que celles qui existent aujourd'hui, pour admettre ce nouveau mode d'innervation, ayant une influence toute spéciale sur les sécrétions, et les combinaisons chimiques de l'organisme.

Disons cependant, pour être complet, que les recherches anatomiques de Pfluger viennent s'opposer à cette conclusion ; cet habile observateur dit avoir suivi des filets nerveux cérébro-spinaux et sympathiques, jusque dans les noyaux des cellules sécrétantes des glandes. M. Vulpian (*Revue des cours scientifiques*) dit que l'excitation énergique du sympathique augmente la sécrétion des glandes tout en ralentissant le cours du sang, et parait en conclure l'existence des nerfs sécréteurs.

Toutefois si l'existence de ces nerfs doit être démontrée par les dissections de Pfluger et les expériences de M. Vulpian, il n'en est pas moins vrai que leur action physiologique reste encore inexplicable.

§ IV. — *Des nerfs trophiques*.

Les nerfs trophiques, d'après Hermann, sont ceux qui dirigent dans les tissus les phénomènes de nutrition, et qui, par conséquent, sont aux sucs parenchymateux ce que sont les fibres sécrétoires aux sécrétions libres. Ces filets nerveux, ajoute ce physiologiste, existent vraisemblablement dans toute l'économie, cependant l'expérimentation n'a pu encore les démontrer que dans la partie centrale du nerf trijumeau.

Voici quelle est cette expérience ; elle est due à Meissner : Si on sectionne en partie le tronc du trijumeau de manière à n'intéresser que la portion extérieure, et à laisser intactes les fibres intérieures, on produit une abolition complète de la sensibilité ; cependant on ne voit aucune inflammation se produire dans l'œil correspondant, même si on néglige de le protéger artificiellement ; au contraire, dès que les fibres intérieures sont attaquées, les autres restant intactes, l'œil s'enflamme facilement s'il n'est pas protégé.

Hermann en conclut que le tronc du trijumeau renferme au centre des fibres *trophiques* particulières pour le globe oculaire, et il ajoute que le mécanisme de leur action est jusqu'ici incompréhensible.

Pour nous, ce sera une conclusion toute autre que nous proposerons : nous ferons remarquer avec M. Onimus que cette expérience ne peut nullement démontrer l'existence des nerfs trophiques, car dans les cas où on a coupé non-seulement le trijumeau en entier, mais encore le facial, l'inflammation ne se produit pas nécessairement, parce que tous les filets vaso-moteurs n'ont pas été coupés, et ce n'est que lorsqu'ils sont entièrement détruits, que les lésions de nutrition surviennent facilement.

C'es ainsi que Cl. Bernard a pu couper le grand sympathique au cou sur un cheval, sans voir immédiatement survenir des accidents inflammatoires : ce n'est qu'au moment où une irritation mécanique vint à agir sur la tête de l'animal, qu'une inflammation intense se déclara ; et cela s'explique facilement sans avoir recours à des nerfs particuliers dits trophiques, car dans ce cas la contractilité artérielle étant abolie, le cours du sang pût s'opérer encore quelque temps par les seules contractions du cœur, jusqu'au moment où il vint à être arrêté ou gêné en un point ; c'est alors que ne pouvant être rétabli par les contractions autonomes des artérioles, les phénomènes inflammatoires devaient forcément survenir et succéder à cette cause toute mécanique.

Si l'hypothèse des nerfs trophiques était admise, l'interprétation des phénomènes de nutrition serait bien simplifiée, puisqu'ils dépendraient uniquement de ces nerfs trophiques, absolument comme la sensibilité dépend des nerfs sensitifs ; mais cette simplification n'est qu'apparente, car l'influence intime de ces prétendus nerfs, les auteurs qui les admettent ne la décrivent pas ; et c'est détourner une difficulté que d'expliquer la nutrition par une telle hypothèse.

Cette supposition est d'ailleurs contraire aux observations les plus simples, car on sait que chez les animaux inférieurs la nutrition s'effectue sans la présence d'aucun nerf ; elle est donc chez eux indépendante de l'influence du système nerveux. Chez les animaux supérieurs, la circulation est sous l'influence du système nerveux sympathique, et par conséquent toute lésion des nerfs sympathiques doit *indirectement* amener des changements dans les phénomènes nutritifs en modifiant la circulation ; mais aucun fait anatomique ou physiologique ne prouve que ce soit par une influence *directe* sur la nutrition.

Cependant, dit M. Onimus, il est certain que le système nerveux a une influence directe sur la nutrition de certains éléments anatomiques, en dehors de son action sur la circulation. On sait, par exemple, que l'excitation d'un nerf moteur entraîne dans le muscle des combustions plus énergiques, et des réactions chimiques plus nombreuses. Les oxydations plus intenses, nécessitent une augmentation du mouvement nutritif, et par conséquent, il y a dans ce cas une véritable influence du nerf sur la nutrition du muscle. Il en est probablement de même de l'influence des nerfs sur d'autres éléments, leur excitation met en activité la fonction des éléments auxquels ils se rendent. La fonction d'un élément en augmente la nutrition et, par conséquent, il est incontestable dans ce cas que le système nerveux agit sur la nutrition, par les oxydations qu'il détermine, et non par son influence sur les vaisseaux sanguins.

Dans les cas pathologiques où l'on observe des altérations de nutrition (éruptions cutanées, ulcérations, etc.), il existe presque toujours, sur le trajet des nerfs, une cause d'irritation continue, en général une compression qui entretient le nerf dans un état d'excitation, maintient les éléments dans lesquels se rend ce nerf dans un état permanent de fonctionnement, c'est à-dire dans un état permanent d'oxydation exagérée. Dans les cas de lésion de la moelle, les ulcérations et les eschares surviennent surtout lorsque la moelle se trouve comprimée par une fracture des vertèbres, ou toute autre cause d'irritation continue du centre spinal.

Certains cas pathologiques, par exemple les arthropathies consécutives à des affections de la moelle (Charcot), rentrent en général dans les conditions plus simples de paralysie des nerfs vaso-moteurs ; mais dans quelques observations, on peut admettre que la présence d'un corps étranger (le tissu lamineux dans la sclerose), est une cause d'excitation permanente, et, par conséquent, doit entraîner des phénomènes différents de la simple paralysée des filets du sympathique.»

En résumé, je crois que la question a été déplacée; rien ne permet d'admettre qu'il existe des nerfs particuliers présidant spécialement à la nutrition; mais on peut dire que tout nerf peut être trophique, car son excitation entraîne le fonctionnement et par suite l'augmentation de nutrition des organes auxquels il se rend, c'est ainsi que le nerf moteur est un nerf trophique pour le muscle; c'est donc seulement à cette condition que l'on peut encore employer le terme de nerf trophique.

§ V. — *Des nerfs dépresseurs.*

L'étude complète des nerfs dépresseurs comprendrait presque toute la physiologie du pneumogastrique, aussi je dirai peu de mots de ces nerfs; quelques auteurs ont voulu leur attribuer une action toute spéciale sur la tension sanguine, qui me paraît consister simplement en une influence par action reflexe sur la contractilité autonome des artérioles.

En effet, voici comment *Cyon* et *Ludwig* découvriren les nerfs dépresseurs, et proposèrent cette dénomination : Ces physiologistes en étudiant sur le lapin les nerfs pneumogastriques, parvinrent à démêler parmi les filets nerveux qui appartiennent à ces nerfs, un filet spécial qui naît à la fois du tronc du pneumogastrique et du laryngé supérieur, pour se rendre au cœur. L'excitation de ce nerf produit une dilatation des vaisseaux de l'économie, et principalement de ceux des viscères abdominaux, et en même temps une activité de la circulation et une accélération du cœur. — Ces observateurs ont cru voir dans ces résultats une action particulière sur la tension du sang qui serait immédiatement diminuée dès qu'on viendrait à exciter ce filet nerveux. De là, tout naturellement, la dénomination de *nerf dépresseur* qu'ils ont proposé.

Ce nom indique bien réellement l'action de ce nerf. Mais quel est donc le mécanisme de son influence? Ces auteurs ne l'indiquent pas clairement et ils finissent enfin par conclure qu'elle se résume en une paralysie par action réflexe des nerfs vaso-moteurs de l'intestin. Un pareil mécanisme, je l'ai déjà dit ailleurs, me paraît impossible; je ne puis m'expliquer qu'un filet nerveux puisse avoir sur un autre nerf une influence paralysante. — Il est tout aussi impossible d'admettre également que le nerf dépresseur possède une influence spéciale et mystérieuse sur la tension vasculaire.

Je crois bien plutôt que le nerf de Cyon est simplement un nerf sensitif, une des branches sensitives d'un nerf mixte, le pneumogastrique; dès lors il est tout naturel que les excitations aient sur lui l'influence qu'elles ont sur les autres nerfs sensitifs de l'économie.

On sait, en effet, que souvent l'irritation d'un nerf sensitif produit une excitation qui, remontant vers le centre, se réfléchit sur un nerf moteur; le phénomène est ici analogue : l'irritation modérée du nerf dépresseur produit une excitation qui arrive à la moelle et réagit sur le nerf splanchnique, lequel produit une suractivité des contractions propres des artères de l'intestin, et partant une accélération de la circulation dans cette région, une dilatation des vaisseaux mésentériques, et, par conséquent, un abaissement de la tension du sang.

Qu'une action réflexe puisse produire une succession pareille de phénomènes, ce n'est pas surprenant; c'est ainsi que dans les névralgies de la face nous voyons cette irritation des nerfs sensitifs produire une injection vasculaire de cette région. — D'ailleurs, une expérience facile que j'ai vu pratiquer par M. Onimus prouve parfaitement la réalité de ces phénomènes : Sur un lapin le nerf auriculo-temporal fut mis a nu et coupé, alors la galvanisation du bout central produisit immédiatement une congestion de l'oreille de ce côté.

Ce sont là, en définitive, des phénomènes réflexes que nous retrouvons à chaque pas, en étudiant le fonctionnement régulier de l'organisme; ils ont pour point de départ un nerf sensitif, et aboutissent à la production de mouvements sur les muscles de la vie organique ou de la vie végétative.

Le nerf sensitif excité et le nerf moteur qui réagit, peuvent appartenir, l'un et l'autre, à la vie animale; c'est ainsi que se produisent un grand nombre de mouvements réflexes : la toux, quand la muqueuse respiratoire est vivement excitée; les mouvements spasmodiques de la glotte, quand une goutte de liquide tombe dans le vestibule sus-glottique; la déglutition du bol alimentaire arrivé dans l'arrière-bouche, etc.

Le nerf sensitif excité et le nerf moteur appartiennent, au contraire, l'un et l'autre à la vie végétative, comme dans les mouvements suivants : l'afffux des produits secrétoires durant la digestion par suite de l'irritation de l'intestin par le contact des aliments; la contraction de l'utérus par des injections d'eau froide dans son intérieur, etc.

Le nerf sensitif est de la vie végétative, et le nerf moteur de la vie animale, comme dans les convulsions que détermine chez les enfants l'irritation du tube intestinal par la présence d'entosoaires; l'éclampsie qui se montre dès les premières douleurs de l'accouchement, etc.

Enfin le nerf sensitif appartient à la vie animale, et le nerf moteur à la vie végétative; nous rentrons alors dans les conditions que nous avions à l'instant, dans la production de mouvements dans les artères mésentériques par l'excitation d'une branche sensitive de pneumagastrique (le nerf de Cyon); aussi nous pouvons, quand à leur mécanisme, assimiler les mouvements suivants : la contraction douloureuse de l'intestin par l'impression du froid sur la peau; la congestion de la conjonctive quand un corps étranger est introduit entre les paupières, la *dilatation des vaisseaux mésentériques par l'irritation du nerf de Cyon.*

§ VI. — *Conséquences des faits qui précèdent.*

Je ne puis mieux terminer ces quelques notions sur l'innervation des vaisseaux qu'en indiquant quelques-unes des déductions pathologiques qu'on peut en tirer. Ces résultats aussi intéressants pour le médecin que pour le physiologiste, seront en quelque sorte un résumé des faits que je viens d'exposer.

J'ai montré que MM. Legros et Onimus ont été les premiers à attirer l'attention des physiologistes sur la contractilité péristaltique que les vaisseaux possèdent aussi bien que les autres conduits tubulaires de l'organisme Ces physiologistes ont indiqué l'influence des nerfs vaso-moteurs sur cette propriété importante, ils ont démontré qu'une excitation modérée de ces nerfs, en activant les contractions autonomes des artérioles, produisent une accélération de la circulation et une dilatation active des vaisseaux. Nous avons déjà vu précédemment l'importance de ce fait capital pour l'interprétation de quelques phénomènes physiologiques, nous allons voir maintenant qu'il fournit, de quelques faits pathologiques, une explication plus satisfaisante que la plupart des hypothèses admises jusqu'ici.

1° *Congestion.* — Nous ne sommes plus au temps ou on attribuait les phénomènes divers de la congestion à un appel mystérieux du sang, dans une certaine partie du corps, par une force toute aussi mystérieuse. L'expérience célèbre de M. Cl. Bernard a démontré parfaitement que la section du grand sympathique, en produisant une paralysie des vaisseaux, donne lieu de ce côté aux phénomènes les plus accusés de la congestion. Mais doit-on conclure de ce fait que toutes les inflammations aient pour cause une paralysie des nerfs vaso-moteurs? Je ne le pense pas; et je paraîtrai peut-être soutenir un paradoxe en disant que la contraction de ces mêmes vaisseaux peut également amener la congestion; les mots paralysie et contraction paraissent si opposés, que l'esprit admet tout de suite que l'une de ces causes doit agir complétement en sens opposé de l'autre. Cependant rien n'est plus exact, j'ai suffisamment insisté déjà sur le mécanisme de la contraction autonome des artérioles, pour que l'on comprenne aisément que la suractivité de ces contractions amène un afflux de sang plus considérable et une dilatation vasculaire.

D'ailleurs, si on examine la plupart des causes qui produisent une congestion, on verra qu'on ne peut admettre avec vraisemblance qu'elles aient déterminé une paralysie des vaisseaux ; ainsi, comment comprendre qu'une cause d'irritation toute locale, la présence, par exemple, d'une épine dans le doigt, ait une influence paralysante et puisse supprimer les fonctions nerveuses des vaso-moteurs de cette région? Mais de plus, il est bien des cas de congestion ou l'afflux de sang est si considérable, qu'une paralysie seule des vaisseaux est impuissante à l'expliquer ; ainsi lorsqu'un grain de sable pénètre sous les paupières, il produit une rougeur intense que n'aurait certainement pas déterminé une section du grand sympathique de ce côté. C'est, qu'en effet, le grain de sable a exagéré les contractions péristaltiques des artérioles et augmenté bien plus énergiquement l'afflux du sang.

Si toutes les inflammations devaient être attribuées à une paralysie des vaso-moteurs, comment comprendre ces différences si tranchées que la clinique nous montre entre les congestions qu'elle appelle *actives* et celles qui sont de nature *passive?* La pneumonie hypostatique, par exemple, ne ressemble nullement à la pneumonie franche ; dans la première, il y a paralysie des vaisseaux, aussi les lésions sont-elles plus étendues ; si dans la seconde elles le sont beaucoup moins, c'est que l'irritation plus localisée n'a produit que dans ce point une suractivité de la contraction des vaisseaux.

Le cœur est un organe aveugle qui pourvoit aux besoins généraux de la circulation, et qui ne peut venir en aide aux phénomènes isolés qui se passent dans l'organime, c'est aux vaisseaux de chaque organe qu'est dévolu le pouvoir de modifier la circulation dans ces régions suivant les excitations diverses qu'ils reçoivent ; tant qu'ils ne sont pas paralysés, ils peuvent réagir facilement, mais dès qu'une maladie générale comme la fièvre typhoïde ou une paralysie des centres nerveux vient anihiler leur influence, on voit le moindre obstacle à la circulation produire des phénomènes graves de congestion, des eschares ou des mortifications plus ou moins profondes des tissus.

2° *Erection.* — Une expérience de M. Legros (1) vient encore confirmer les idées que j'essaye de défendre. Cet expérimentateur, voulant vérifier l'opinion des physiologistes qui pensent que le phénomène de l'érection est du à une paralysie des nerfs vaso-moteurs, arracha chez un dindon le ganglion cervical supérieur, il constata alors, à son grand étonnement, que cette ablation avait enlevé pour toujours à a crête correspondante la faculté de se congestionner. Cette expérience contredisait manifestement la théorie de l'érection généralement admise ; c'est alors que M. Legros en proposa une autre plus rationnelle, puisqu'elle montre que ce phénomène est dû à une congestion active.

D'après cet auteur, la turgescence des tissus érectiles se-

____

(1) *Des tissus érectiles,* thèse, 1868.

rait de nature réflexe, l'impression transmise par les nerfs sensitifs réagirait sur les nerfs moteurs qui, en activant la contractilité autonome des artérioles, produirait une turgescence active. Cette explication n'est nullement incompatible avec l'absence, dans les organes érectibles, de fibres nerveuses autres que celles du grand sympathique. Ne sait-on pas, en effet, que ces nerfs doivent être assimilés à des nerfs mixtes, et que, par conséquent, à eux seuls, ils peuvent produire des actions réflexes?

D'ailleurs l'anatomie a démontré dans les filets du sympathique deux sortes d'éléments : des tubes et des fibres de Remak; or, dans certains organes érectiles (le tissu spongieux du gland, par exemple), on ne trouve que des fibres de Remak. Les tubes se rendent dans la muqueuse qui recouvre les aréoles; comme c'est de là que part l'excitation qui doit influencer par action réflexe les artérioles du gland et amener sa turgescence, il semblerait qu'on peut en conclure que dans le sympathique les éléments tubulés servent à la sensibilité, et les fibres de Remak aux mouvements.

Quoi qu'il en soit de cette opinion, il n'en est pas moins vrai que cette théorie de l'érection paraît très-vraisemblable.

3° *Affections cardiaques.* — La physiologie de la contractibilité autonome des artères vient encore donner une interprétation satisfaisante à quelques faits encore inexpliqués, que les médecins ont remarqué dans certaines affections du cœur.

Dans l'insuffisance des valvules aortiques, le sang ayant de la tendance à refluer en arrière, les muscles vasculaires agissent avec plus d'énergie pour le faire progresser, et leurs contractions, plus vives qu'à l'état normal, contribuent à rendre le pouls bondissant. — Dans le Traité de diagnostic de Racle, nous trouvons ce qui suit :

« Quelquefois (dans l'insuffisance des sigmoïdes de l'aorte) les artères battent d'une manière visible au cou, aux coudes, au poignet; dans la paume de la main, aux aines, au dos du pied. C'est ce qu'on appelle *vibration* des artères.... Ce frémissement (des artères) tient-il à ce que la systole artérielle devient perceptible et visible comme la diastole, ou doit-on croire que c'est une diastole qui se fait en plusieurs fois et d'une manière pour ainsi dire permanente?..... Dans ce même cas, si l'on fait élever le bras au malade, on trouve que le pouls devient plus fort et plus vibrant, fait *inexpliqué* jusqu'ici.»

Cela s'explique maintenant : les contractions autonomes des artères devant suppléer à l'insuffisance de celles du cœur pour faire progresser le sang, il est tout naturel qu'elles soient encore plus perceptibles lorsque le bras sera élevé, car alors l'obstacle à vaincre est peu considérable.

On pourrait croire aussi que les contractions artérielles ne sont pas étrangères à la production des bruits de souffle que l'on constate dans la chlorose; le cœur étant, en effet, affaibli dans cette affection, les contractions artérielles deviennent exagérées; et aussi on pourrait dire avec vraisemblance, que dans le bruit du diable le murmure continu est dû à la contraction artérielle et le renforcement à l'impulsion cardiaque.

4° *Des émotions.*— On n'est pas sans avoir remarqué que certaines émotions produisent une rougeur de la face, tandis que d'autres s'accompagnent d'une pâleur très-grande de cette région. — Moleschot expliquait ces différences, en admettant des passions excitantes et des passions paralysantes. Ce n'est pas là une explication ; il ne paraît pas plus vraisemblable non plus de croire que certaines émotions comme la pudeur, la joie, etc., qui amènent ordinairement la rougeur, produisent la paralysie des vaisseaux, tandis que d'autres comme la frayeur, la colère, etc., qui produisent la pâleur, déterminent leur contraction. Pourquoi, en effet, admettre des résultats si opposés, puisque la cause est supposée identique? La même cause doit produire toujours des effets analogues, aussi il nous parait bien plus naturel d'attribuer ces phénomènes si opposés en apparence, à une même cause, mais agissant avec une intensité différente.

Dans la pudeur et la joie, émotions douces, la contractilité autonome des artères est modérément excitée, d'où afflux de sang, rougeur, congestion; au contraire, dans la frayeur, la colère, émotions vives, elle est énergiquement excitée, la contraction devient tétanique, le sang, chassé tout à coup, ne peut affluer vers ces parties, il y a pâleur intense. Et, en effet, la colère suivant son intensité, détermine la rougeur ou la pâleur de la peau; de là ces expressions vulgaires : rouge de colère, blanc de colère; dans ce dernier cas, l'émotion a été plus vive, elle a produit une contraction tétaniques des artères, tandis que dans le premier elle n'a fait que favoriser leurs contractions péristaltiques.

Les émotions n'amènent pas chez le vieillard de changements de coloration sur leur visage, parce que, sans doute, les parois des vaisseaux devenant plus ou moins athéromateuses, ne peuvent plus influer d'une manière prompte sur le cours du sang.

Je tiens enfin à faire remarquer que cette théorie nouvelle du mécanisme de l'influence que les émotions peuvent avoir sur la circulation est bien plus naturelle, puisque d'après l'interprétation ancienne, on était obligé d'admettre que les émotions les moins vives, comme la pudeur, la joie, sont précisément celles qui devraient produire une excitation plus intense, puisqu'elles détermineraient la paralysie des vaisseaux par excès d'impression sur les nerfs vaso-moteurs.

De tous ces faits et de tous ces exemples tirés de la pathologie, je crois pouvoir conclure avec MM. Legros et Onimus

« que la théorie de la contractilité autonome des artérioles
ne contredit en rien les expériences faites sur les nerfs vasculaires... Si elle détruit quelques-unes des déductions et,
à notre avis, des exagérations de la théorie des nerfs vaso-
moteurs, elle est, d'un autre côté, non pas son antagoniste,
mais bien son complément légitime.»

CHAPITRE II.

ACTION DES COURANTS ÉLECTRIQUES SUR LA CIRCULATION.

Maintenant que nous connaissons exactement la distribu-
tion des nerfs dans les vaisseaux, et leur influence sur la
contraction de ces organes, nous pouvons avec facilité étudier l'action des courants électriques sur la circulation.

L'influence si différente des courants continus et des courants induits sur le pneumogastrique et le cœur, doit nous
faire pressentir quelle doit être aussi tranchée sur le grand
sympathique et les vaisseaux. Nous allons voir, en effet, que
ces deux genres de courants agissent d'une manière opposée
sur la circulation ; c'est pour ne pas avoir tenu compte de ce
fait important que les auteurs ont émis, sur l'action de l'é-
lectricité sur le grand sympathique, des opinions aussi contradictoires.

Les courants induits m'occuperont peu de temps ; leur
effet est beaucoup plus localisé que celui des courants continus ; en effet, conposés d'une série très-rapide d'apparition
et de disparition de courants, ils produisent des secousses
brusques et répétées qui amènent sur l'organisme un ébranlement moléculaire tout spécial. Des excitations aussi rapides ne peuvent pénétrer profondément dans les tissus, aussi

leurs effets seront-ils beaucoup plus localisés aux points
d'application que ceux déterminés par les courants continus
qui traversent bien plus facilement l'organisme et y produisent de nombreux courants dérivés, dont l'influence est loin
d'être négligeable.

§ I. — *Action des courants induits sur la circulation.*

L'action des courants induits sur la circulation est différente selon qu'ils sont appliquée directement sur le filet nerveux, ou par l'intermédiaire des tissus ; et enfin suivant qu'ils
excitent spécialement un nerf sensitif.

1° *Appliqués sur le grand sympatique*, ils produisent une
contraction tétanique des vaisseaux, qui se manifeste par un
abaissement notable de la température, et une anémie considérable des organes, comme il est facile de le voir à l'œil
nu sur une oreille de lapin.

L'effet sera le même si on agit sur les branches du sympathique ou sur un nerf mixte qui contient toujours des filets
de ce nerf ; aussi la faradisation du nerf sciatique produit
une contraction générale de tous les vaisseaux dans le membre correspondant.

Lorsqu'on supprime l'application des courants, les vaisseaux se dilatent, et il survient une augmentation de température, et une activité plus grande de la circulation.

2° *Appliqués sur les tissus*, les courants induits déterminent aussi une contraction tétanique des vaisseaux ; mais
l'anémie produite sera plus considérable, parce que la contraction des muscles viendra s'ajouter à celle des vaisseaux
pour chasser le sang contenu dans leur intérieur. Une
expérience facile démontre qu'il en est ainsi : si on empoi-
sonne par le curare les muscles avant d'appliquer les cou-

rànts, on voit dans ces conditions la circulation se ralentir, mais moins promptement.

Il faut remarquer toutefois que cette contracture musculaire agit aussi sur les veines pour empêcher le sang de refluer vers le cœur ; c'est pour cela qu'une contraction en masse de tous les muscles d'une région, ou d'un membre comme dans la faradisation du nerf sciatique pourra produire un arrêt complet de la circulation.

3° Si on applique les courants induits sur *un nerf sensitif* isolé, au lieu d'obtenir un resserrément des vaisseaux, on déterminera une congestion très-forte, et les vaisseaux apparaîtront dilatés par la masse sanguine.

C'est ainsi que Cl. Bernard en faradisant la corde du tympan, a produit dans la glande sous-maxillaire une augmentation de la circulation et de la sécrétion· J'ai été témoin d'un fait analogue ; M. Onimus, à son cours de l'Ecole pratique, après avoir découvert le nerf auriculo-temporal sur un lapin a produit, en électrisant ce filet nerveux avec des courants induits, une turgescence très-prononcée et une augmentation de température de l'oreille. Ces résultats curieux ressemblent à ceux que j'ai déjà étudiés au sujet des nerfs dilatateurs ; les auteurs les expliquent par une paralysie par action réflexe des vaisseaux, j'ai déjà dit que cette interprétation est inadmissible, et j'ai expliqué ce phénomène par une suractivité par action réflexe des contractions autonomes des artères.

Il est rare, dans la pratique de la faradisation, que l'on puisse intéresser séparément un nerf sensitif, aussi les conditions que je viens d'étudier, ne se trouvent pas souvent réalisées. Cependant, lorsqu'on applique les courants induits sur la peau, avec des électrodes secs, comme le pinceau métallique, on n'agit que sur les nerfs sensitifs cutanés, parce que la non conductibilité de l'épiderme empêche l'électricité de pénétrer profondément. Aussi dans ce cas, comme dans la faradisation d'un nerf sensitif spécial, on obtient une circulation plus active, et une élévation de température.

Ces faits ont été confirmés par MM. Brown-Sequart et Lombard, qui ont observé que l'irritation des nerfs cutanés détermine l'élévation de température du membre irrité.

Dans cette forme d'électrisation cutanée, les courants électriques n'ont plus une action spéciale, ils agissent comme tout autre moyen d'irritation, et produisent une dérivation énergique qui n'a d'autre avantage sur les autres moyens (frictions, vésicatoires, etc.) que d'être plus rapide, plus sûre et plus commode.

M. Duchenne, qui a proposé ce mode d'électrisation dans les névralgies et les hyperhestésies cutanées et musculaires, lui attribue une influence favorable dans ces cas, à cause d'une sorte de *douleur dérivative* qu'il détermine. Cette interprétation est toute hypothétique ; il nous paraît bien plus naturel et plus physiologique d'admettre que c'est l'augmentation de la circulation qui produit cette influence salutaire par la dérivation puissante qu'elle détermine. Par conséquent, la faradisation cutanée a absolument la même action physiologique que les autres agents dérivatifs ; aussi Becquerel avait parfaitement raison, quand il soutenait contre Duchenne que l'électrisation cutanée agissait dans les névralgies en produisant « une véritable hyperhémie capillaire qui très-probablement doit jouer un rôle dans le déplacement de la douleur névralgique. »

On voit d'après ce court exposé de l'action des courants induits, qu'ils peuvent être très-utiles dans certains cas où l'on voudra modifier la circulation ; mais ils ne peuvent jamais remplacer les courants continus dont l'action est bien plus générale et plus sûre. Les courants induits, en effet, peuvent bien produire une activité circulatoire plus grande après la contraction des artérioles déterminée par leur passage ; mais la congestion qu'ils amènent est toujours de nature *passive* ; les courants continus, au contraire, en activant la contractilité autonome des artères produisent une congestion *active*. C'est là un des plus grands avantages qu'ils possèdent sur les courants induits ; ajoutons à cela, la facilité bien plus grande avec laquelle ils peuvent pénétrer dans les tissus, et enfin leur propriété importante de pouvoir produire tour à tour une anémie ou une congestion suivant leur direction ; et nous comprendrons aisément pourquoi ils sont aujourd'hui à peu près seuls employés, quand il s'agit d'imprimer une modification à la circulation ou à la nutrition d'un point de l'organisme.

Je pourrais continuer le parallèle et montrer que les indications des courants interrompus sont bien restreintes, et que les courants continus sont appelés à les remplacer avantageusement dans presque tous les cas où un traitement électrique est indiqué ; mais mon intention n'a été que d'étudier l'influence des courants électriques sur la circulation, les autres indications m'auraient entraîné à de trop longs développements, je dirai seulement comme conclusion, que les courants induits resteront toujours un agent puissant et commode de gymnastique musculaire ; on peut par la faradisation, et d'après les lois formulées avec précision par M. Duchenne, s'adresser pour ainsi dire à chaque fibre musculaire pour leur donner à chacune la dose d'excitation salutaire qu'elles réclament.

§ II. — *Action des courants continus sur la circulation.*

L'action des courants continus sur la circulation n'est pas aussi simple ni aussi uniforme que celle des courants induits ; il faut, en effet, tenir compte dans leur emploi de circonstances multiples qui font varier beaucoup les effets qu'ils produisent.

J'examinerai d'abord l'action des courants continus d'une manière générale, puis j'étudierai l'influence de la direction du courant, et enfin l'influence spéciale de chaque pôle.

1° *Influence générale des courants continus.* — D'une manière générale les courants continus augmentent la circulation, en activant les contractions autonomes des artérioles, et non en produisant comme les courants induits une paralysie, ou un affaiblissement des fibres-cellules des vaisseaux.

Les expériences suivantes faites par MM. Legros et Onimus démontrent bien ce fait important :

EXPÉRIENCE I. — Sur un lapin sain on découvre le sympathique au cou ; on l'isole des parties voisines et on l'entoure d'une anse de fil qui ne le comprime en aucun point et qui n'a pour but que de le soulever légèrement.

On électrise ce filet sympathique pendant deux minutes avec des courants continus.

Une demi-heure après l'électrisation, on prend les températures des oreilles et on trouve successivement :

Côté sain, 28°,6,   côté électrisé, 30°,5.
—   28°,9,   —   30°,7.

Au moment de l'électrisation on voit, par transparence, les vaisseaux de l'oreille se dilater, la circulation s'activer.

Si, au contraire, on emploie les courants induits, ils pâlis-
sent, et la circulation s'arrête.

Cette première expérience démontre tout d'abord l'action opposée des deux courants : les courants continus activent immédiatement la circulation, les courants induits
l'arrêtent.

On ne peut pas objecter que ces expérimentateurs aient
produit dans ce cas une paralysie immédiate du sympathique, déterminée par l'action chimique des électrodes appli-
quées directement sur les nerfs mis à nu ; car lorsqu'on
pratique la galvanisation à travers les téguments, on produit les mêmes résultats. D'ailleurs, les courants employés
sont toujours assez faibles (dix éléments Remak) pour
ne pas produire une action électrolytique aussi intense.

Voici maintenant des expériences qui démontrent encore
plus exactement que cette augmentation de température du
côté électrisé ne peut être due à une paralysie de la paroi du
vaisseau.

Expérience II. — On découvre chez une grenouille le nerf
sciatique, et l'on examine au microscope une veine et une artère de la membrane interdigitale.

La circulation est languissante ; on électrise alors avec des
courants continus ; la circulation s'accélère immédiatement,
l'artère semble diminuer de volume, mais le calibre de la veine
augmente.

Après avoir suspendu l'électrisation, l'accélération persiste
pendant dix à quinze minutes.

En agissant sur la patte, sans découvrir le nerf sciatique et
sans inciser la peau, on obtient les mêmes résultats.

Cette expérience démontre bien que la contractilité des
artères est activée par le passage du courant ; en effet, l'artère a diminuée de volume, les contractions ont été plus

rapides, la veine s'est gorgée de sang. Si ce courant avait agi plus longtemps, la tension sanguine aurait augmenté, et alors nous aurions eu une dilatation de l'artère.

Il est évident que si le courant continu avait produit une paralysie immédiate ou un affaiblissement des artérioles, nous aurions eu une succession différente des phénomènes. S'il y avait eu paralysie, l'accélération de la circulation aurait duré plus de dix ou quinze minutes après la cessation du passage du courant ; s'il n'y avait eu qu'affaiblissement momentané des vaisseaux, elle n'aurait pas persisté aussi longtemps, les fibres-cellules revenant à leurs dimensions primitives aussitôt l'excitant enlevé, auraient immédiatement ramené la circulation à son état normal.

Mais voici une autre expérience qui va nous montrer d'une manière encore plus directe cette suractivité des contractions des artérioles que détermine le courant continu.

Expérience III. — On examine au microscope la membrane interdigitale d'une grenouille ; alors on irrite le point examiné avec un fer rouge ou une goutte d'acide.

On remarque tout d'abord que l'artère diminue de volume et que la circulation devient, pendant les premiers instants, bien plus active, tout le réseau capillaire fonctionne avec plus d'activité.

Mais bientôt les globules circulent plus lentement, l'artère augmente de diamètre ; elle devient près de deux fois plus volumineuse ; enfin la circulation s'arrête complétement.

En employant alors des courants continus, la circulation se rétablit à l'instant, et est activée durant le passage du courant.

Des courants induits appliqués dans les mêmes circonstances, après une petite secousse imprimee au sang, sont impuissants à rétablir son cours.

La même expérience a été répétée par MM. Legros et Onimus sur des animaux à sang chaud, sur le mésentère d'un rat, d'un chat, d'un cochon d'Inde, etc. ; et ces expérimentateurs ont toujours été témoins des mêmes phénomènes.

Enfin ces observateurs ont pu voir, d'une manière encore plus manifeste, cette contractilité péristaltique des artères augmenter par les courants continus ; ainsi sur le *Naïs filiformis*, les contractions des artères sont très-visibles, on les voit débutant à l'une des extrémités s'étendre progressivement jusqu'à l'autre, et imiter le mouvement péristatilque des intestins. L'application des courants induits chez cet animal amène une contracture de l'artère, et arrête ses battements ; les courants continus, au contraire, activent la circulation et les contractions de ce vaisseau ; le nombre de ses battements, qui était de 24 à la minute, s'élève à 34 pendant le passage du courant.

On peut donc conclure de toutes ces expériences que d'une manière générale les courants induits rétrécissent les vaisseaux, tétanisent leurs fibres-cellules, ralentissent et même arrêtent la circulation. Les courants continus déterminent, au contraire, une activité plus grande des contractions autonomes des artérioles, activent la circulation, et la rétablissent même lorsqu'elle est complétement arrêtée, tant que les globules ne sont pas complétement agglutinés ; et cela pendant tout le temps de leur application.

Je vais étudier maintenant une circonstance importante dans l'application des courants continus, c'est l'influence de la direction du courant ; je l'ai négligée dans les expériences précédentes, parce que, plaçant toujours les électrodes très-rapprochées, cette influence était peu marquée.

2° *Influence de la direction.* — MM. Legros et Onimus ont découvert que dans la pratique de la galvanisation la direction du courant, qui parcourt les tissus, a une influence marquée sur l'activité de la circulation, et ils ont proposé une loi importante sur laquelle je dois insister.

On sait que, dans un circuit fermé, le courant se transmet du pôle positif au pôle négatif, par conséquent sa direction sera *centripète* ou *centrifuge*, suivant que le pôle positif sera placé à la périphérie ou sur les centres. On considère comme centre, suivant les différents modes d'électrisation, la moelle ou le ganglion cervical supérieur du grand sympathique; par conséquent, le pôle positif se trouvant placé sur la colonne vertébrale ou sur le cou au niveau du sympathique, et le pôle négatif sur un membre, nous aurons un courant centrifuge; dans la position opposée, ce serait un courant centripète. Les auteurs ont proposé, comme synonymes, les dénominations de courant ascendant et descendant; ainsi le courant centripète serait ascendant, et le courant centrifuge descendant. Je ferai, toutefois, remarquer que ces expressions ne sont pas toujours exactes; ainsi, dans l'électrisation de la tête, le pôle positif placé sur le ganglion cervical et le négatif sur le front, ce courant qui est centrifuge devient en réalité ascendant; il en résulte, par conséquent, une confusion qui disparaît en n'employant que les noms de centrifuge et centripète, qui ne préjugent rien sur la région où le courant est appliqué.

Voici la loi importante sur l'influence de la direction des courants telle que l'ont proposée MM. Legros et Onimus.

Le courant centrifuge dilate les vaisseaux.

Le courant centripète resserre les vaisseaux.

Je vais démontrer l'exactitude de cette loi par quelques expériences, et relater d'abord celle que MM. Onimus et Legros ont présentée à la Société de Biologie et que j'ai pu vérifier moi-même.

Expérience I. — Sur un lapin dont l'oreille avait été disposée pour suivre par transparence la circulation dans les vaisseaux de cette région, je fais passer un courant de dix éléments dont les pôles étaient ainsi disposés :

Le pôle négatif communiquait à une serre-fine placée à l'extrémité de l'oreille, le pôle positif à une aiguille enfoncée sous la peau du cou, au niveau du ganglion cervical du sympathique. Nous avions, dans ces conditions, un courant centrifuge.

Immédiatement la circulation prenait une activité remarquable, et les vaisseaux apparaissaient gonflés par le sang. Au moyen d'un permutateur, le sens du courant était changé, et aussitôt les vaisseaux se resserraient et l'oreille devenait bien plus pâle ; en reprenant un courant centrifuge, on obtenait de nouveau une dilatation suivie d'un nouveau resserrement par le courant centripète.

Ces phénomènes étaient si tranchés, qu'examinant moi-même l'oreille du lapin, tandis que le sens du courant était alternativement transposé, je pouvais annoncer sûrement quel était le sens du courant sans jeter les yeux sur l'interrupteur.

Expérience II. — Sur une patte de grenouille, MM. Legros et Onimus ont pu prendre, au moyen du micromètre, le diamètre des artères ; ils ont trouvé, avant l'électrisation, 8 millièmes de millimètre. Pendant le passage du courant centrifuge, les dimensions des vaisseaux allaient à 15 millièmes de millimètre, et descendaient à 4 millièmes par le courant centripète.

Expérience III. — Sur un chien robuste, nous avons trépané le crâne, afin d'examiner l'état des vaisseaux cérébraux sous l'influence des courants continus.

En mettant le pôle positif sur la portion du cerveau mise à nu, et le pôle négatif sur une plaie du cou (courant centripète), on déterminait un resserrement des vaisseaux, et le cerveau s'affaissait légèrement, mais d'une manière visible.

En mettant, au contraire, le pôle positif sur la plaie du cou et le pôle négatif sur le cerveau (courant centrifuge), on observait une injection des capillaires cérébraux, et le cerveau faisait hernie à travers l'ouverture pratiquée sur la voûte crânienne.

On peut donc, à volonté, augmenter la circulation ou la diminuer dans l'encéphale comme dans toute espèce d'organe.

Je puis rapprocher de ces expériences quelques faits pathologiques qui donnent un nouvel appui à l'influence remarquable de la direction des courants.

Voici une observation empruntée à M. Onimus.

Observation I. — Nous avons eu l'occasion d'observer plusieurs cas où cette loi s'est confirmée d'une manière remarquable, et nous a conduit à des résultats très-curieux.

Nous avons vu que, dans des cas de leucorrhée, le pôle positif étant appliqué sur la région lombaire de la moelle, et le pôle négatif sur le col de la matrice (courant centrifuge), on augmentait l'écoulement, tandis qu'on arrêtait instantanément, ou du moins qu'on diminuait beaucoup pendant deux ou trois jours l'écoulement leucorrhéique, en plaçant le pôle positif sur la matrice et le pôle négatif sur la région lombaire (courant centripète).

Enfin je veux essayer de confirmer encore cette loi par un résumé de quelques faits que j'ai observés et recueillis au dispensaire de M. Garrigou-Desarènes. Ce praticien éminent, qui a bien voulu m'initier à l'étude des maladies des oreilles avec une complaisance dont je suis heureux de pouvoir le remercier ici, m'a communiqué quelques cas analogues où l'influence différente des courants centripètes et des courants centrifuges est très-remarquable. Voici quels sont ces faits dont il s'agit.

Il existe une certaine classe de bourdonnements d'oreilles dus probablement à une dilatation des vaisseaux de l'oreille interne et moyenne ; cette congestion s'étend même souvent jusque sur la membrane du tympan, puisqu'on peut voir avec l'otoscope sur cette membrane des vaisseaux parfaitement dessinés et gonflés le long du manche du marteau

Dans ces cas on ne trouve pas d'autres lésions qui puissent expliquer ces bourdonnements continuels dont souffrent les malades ; il n'y a, en effet, aucune altération bien marquée de la membrane du tympan, si ce n'est une saillie plus prononcée du manche du marteau et un peu d'effacement du triangle lumineux de Wil ; l'audition serait presque normale, si elle n'était gênée par ces bourdonnements incessants. Et ce qui tendrait encore à faire croire que ces bruits perçus dans l'oreille sont bien dus à une dilatation vasculaire de cette région, c'est que souvent ils sont accompagnés de renforcements coïncidant avec les pulsations cardiaques, et ils augmentent ordinairement après le repas ou lorsque la tête est congestionnée.

Dans ces cas, une application de courants continus de quelques minutes suffit souvent pour faire disparaître presque entièrement ces bourdonnements ; mais pour que ce résultat soit aussi rapide, il faut placer le pôle positif derrière l'oreille, et le pôle négatif sur le ganglion cervical du sympathique (courant centripète).

Je n'ai vu aucun cas de ce genre résister à un pareil traitement. Beaucoup de malades, tourmentés depuis plusieurs mois de bourdonnements assez intenses pour les priver de sommeil, étaient subitement soulagés par une première application de courants continus. Ce soulagement dure en général peu de temps ; cependant il se prolonge souvent, durant plusieurs jours après l'électrisation ; mais ensuite les bourdonnements arrivent graduellement à reprendre leur intensité première.

M. G. Desarènes a observé dans sa clientèle un cas où ces bourdonnements disparaissaient instantanément et d'une manière complète au moment où l'on appliquait les électrodes, et ils reparaissaient presque aussi vite quand on les enlevait.

Chargé moi-même d'appliquer plusieurs fois les courants continus pour des affections de ce genre, j'ai pu vérifier facilement la loi de MM. Legros et Onimus sur l'influence de la direction des courants.

OBSERVATION II. — Une femme de 25 ans, présentant tous les symptômes de congestion de l'oreille interne et moyenne signalés plus haut, sans altérations marquées de la membrane tympanique, était tourmentée depuis deux mois de bourdonnements intenses dans les deux oreilles. Elle vint consulter M. G. Desarènes à son dispensaire.

Je fis à droite une première application, durant cinq minutes, de courants centripètes (24 éléments); les bourdonnements disparurent presque complétement de ce côté.

A gauche, je voulus essayer les courants centrifuges; j'intervertis la position des électrodes, c'est-à-dire je plaçai le pôle positif sur le ganglion cervical du sympathique, et pôle négatif derrière l'oreille; au bout de cinq minutes, je n'avais obtenu qu'une amélioration insignifiante; je changeai le sens du courant, et bientôt je produisis un affaiblissement de ces bruits vasculaires, aussi prononcé que du côté opposé.

J'ai pu obtenir plusieurs fois sur d'autres malades des résultats identiques. Je me crois donc en droit de conclure que tous ces faits, ainsi que les expériences précédentes, prouvent de la manière la plus évidente, l'exactitude de la loi de MM. Legros et Onimus sur l'influence de la direction des courants.

Cette loi nous sera d'une grande utilité pratique dans les applications thérapeutiques, où je rapporterai plusieurs faits qui contribuent encore à la vérifier.

3° *Influence des pôles.* — Une objection qu'on ne manquera pas de faire aux conclusions que je viens de proposer, est celle-ci : Tous les faits attribués à l'influence de la direction des courants ne doivent être rapportés qu'à l'influence

des pôles; le pôle négatif congestionne, et le pôle positif
anémie.

Cette objection est sérieuse certainement; car, dans beaucoup de cas, on ne sait pas si le résultat obtenu doit être
attribué à l'influence du pôle ou à l'influence de la direction
des courants. Cependant il me paraît difficile d'admettre que
le pôle puisse étendre très-loin l'influence spéciale qu'il possède; ainsi, dans la première expérience, par exemple, je
ne puis comprendre que le pôle négatif (la serre-fine appliquée à l'extrémité de l'oreille) soit capable de manifester son
influence congestionnante sur tout cet organe; il me paraît
que cette action, si elle eût été seule en cause, n'aurait produit de dilatation vasculaire qu'au point d'application du
pôle, c'est-à-dire à l'extrémité de l'oreille.

Quoi qu'il en soit de cette interprétation, il est certain
que chaque pôle a une influence bien différente sur la circulation. Une expérience bien simple le démontre. Il suffit
d'appliquer sur les téguments les deux pôles humides d'une
pile pour voir bientôt au point d'application du pôle négatif
une rougeur et une dilatation vasculaire bien plus intense
que celle que l'on constate au pôle positif.

M. de Humbold, en 1795, constata sur lui-même ce fait
important. « Il se fit appliquer sur la région des deux omo-
plates deux vésicatoires. En perçant les phlyctènes, le
liquide séreux, qui s'en écoula, était incolore; mais ayant
fait recouvrir la plaie droite d'une mince plaque d'argent,
dès que le conducteur du pôle zinc fut mis en contact avec
cette plaque, il ressentit une cuisson très-douloureuse qui
fut suivie d'un nouvel écoulement de liquide. Au grand
étonnement des assistants, ce liquide présenta au bout de
quelques secondes une coloration rougeâtre, et dans les
endroits du dos où il s'écoulait, il se formait des raies bleues

et rougeâtres. La plaie du côté gauche contenait par contre un liquide tout à fait incolore. »

Cette expérience peut être facilement répétée avec un résultat tout aussi manifeste. Sur la peau dénudée par deux petits vésicatoires, on place d'un côté le pôle positif de 20 éléments Remak, de l'autre le pôle négatif. Deux minutes après l'électrisation, la peau en contact avec le pôle positif est sèche, tandis qu'il se forme une nouvelle ampoule pleine de sérosité du côté du pôle négatif.

Ces diverses expériences prouvent bien l'existence d'une influence attachée à chaque pôle; elle est due vraisemblablement aux phénomènes physiques de transport produits par le passage du courant. On sait qu'au pôle négatif, l'endosmose est puissamment activée, il est donc naturel de penser que le sérum doit être attiré hors des vaisseaux par l'influence endosmatique du pôle négatif.

Une autre considération qui a bien son importance dans l'étude de l'influence des pôles; ce sont les phénomènes *électrolytiques* produits par les courants continus. C'est au pôle négatif que les alcalis sont attirés, et les acides au pôle positif, d'où une action spéciale en ces points et une cautérisation de nature différente qui est bien réellement due à cette influence, puisqu'on peut l'annihiler presque complétement en plaçant de l'acide tartrique au pôle négatif et du carbonate de soude au pôle positif; les acides et les alcalis apportés par le courant sont décomposés et ne peuvent avoir le temps d'agir sur les tissus.

Remarquons, cependant, que dans ces cas les eschares produites par les pôles ne peuvent être assimilées complétement à celles que détermineraient des alcalis ou des acides, car en traversant les tissus, les courants ont modifié profondément leur circulation et leur nutrition; aussi il faut reconnaître avec Ciniselli « que les effets chimiques du courant électrique ne se limitent pas à la cautérisation, mais qu'ils s'étendent à l'intérieur des tissus; que la diminution des tissus pathologiques, traités par la galvano-caustique chimique, n'est pas proportionnelle à la destruction matérielle opérée; qu'elle est toujours plus grande et continue encore quelque temps après la chute des eschares. »

C'est cette influence spéciale du pôle négatif sur les tissus qui a été fort heureusement appliquée par MM. Tripier et Mallez au traitement des rétrécissements de l'urèthre. J'ai été moi-même témoin de plusieurs de ces opérations d'électrolyse pratiquées avec habileté par M. Mallez pour des rétrécissements très-étroits; les résultats ont toujours été magnifiques; ils sont consignés avec détail dans une thèse remarquable d'un de ses élèves, M. Campos-Bautista (*De la galvanocaustique chimique comme moyen de traitement des rétrécissements de l'urèthre*. Paris, 1870).

Comme complément à cette étude de l'action physiologique des courants électriques, je dois dire quelques mots de leur influence sur la nutrition. Les modifications considérables que les courants continus impriment à la circulation et aux phénomènes endosmotiques des tissus, doivent avoir un retentissement sur la nutrition, qui, en somme, se réduit en un mouvement continu d'échanges moléculaires par endosmose et exhosmose.

Nous verrons encore ici des différences tranchées entre les courants induits et les courants continus.

CHAPITRE III

ACTION DES COURANTS ÉLECTRIQUES SUR LA NUTRITION GÉNÉRALE.

Pour apprécier l'activité plus ou moins grande de la nutrition, le meilleur moyen est de rechercher les variations qui surviennent dans l'élimination de l'urée.

MM. Legros et Onimus ont fait un grand nombre d'expériences, soit sur des animaux, soit sur eux-mêmes. Ils ont analysé l'urine sécrétée en un même temps avant et après l'électrisation.

De plus de deux cent cinquante analyses, ils ont proposé les conclusions suivantes :

1° Les courants induits diminuent la quantité d'urine ainsi que la quantité d'urée ;

2° Les courants continus centrifuges font habituellement baisser le chiffre de l'urée et monter celui de l'urine ;

3° Les courants continus centripètes exagèrent la production d'urée sans accroître notablement la sécrétion d'urine.

« Nous sommes disposés à croire, ajoutent ces auteurs, que les courants induits affaiblissent les phénomènes de nutrition générale, et que les courants continus, en facilitant l'endosmose et la dialyse et en renforçant les courants électro-capillaires, accroissent les échanges qui se font dans les tissus ; en outre, les courants centripètes, en agissant sur le système nerveux central, déterminent une réaction plus forte, une sorte d'état fébrile artificiel qui nous explique ses effets. »

Les mêmes physiologistes ont voulu confirmer par un autre moyen l'influence favorable des courants continus sur la nutrition.

Ils ont électrisé tous les jours de jeunes chiens nés dans leur laboratoire et élevés tous par la mère. Ils en prirent d'abord trois au hasard et les pesèrent deux jours après leur naissance (1ᵉʳ mars).

N° 1 pesait 369 grammes.
N° 2 — 364 —
N° 3 — 382 —

Ils électrisèrent le n° 1 et le n° 2 tous les jours, pendant un quart d'heure, en plongeant une des pattes de devant et une de derrière dans de l'eau tiède où se trouvaient les électrodes.

Le 22 mars, une nouvelle pesée donnait :

N° 1 pesait 1^k,456.
N° 2 — 1^k,491.

Le 3 mai :

N° 1   pesait   1^k,880.
N° 2   —   1^k,960.
N° 3 (non encore électrisé) 1^k,860.

Ils laissèrent alors le n° 1 sans l'électriser, et, à sa place, ils électrisèrent tous les jours le n° 3.

Le 15 avril, ils avaient les résultats suivants :

N° 1 (n'étant plus électrisé) pesait 2^k,621.
N° 2 (électrisé depuis le 2 mars). . 2^k,817.
N° 3 (électrisé depuis le 31 mars). 2^k,763.
N° 4 (jamais électrisé). . . . . . . 2^k,365.

« Ces chiffres démontrent que les chiens qui ont été électrisés sont ceux qui se sont développés le plus rapidement, et ils permettraient de conclure que les courants continus agissent sur la nutrition générale d'une manière efficace. »

Je ne veux pas donner à cette expérience plus d'importance qu'elle ne doit en avoir. Il est certain que l'on peut dire que le hasard a fait choisir les chiens qui devaient être plus tard les plus vigoureux ; cependant, les chiffres ci-dessus nous montrent que dès qu'un de ces chiens (n° 1) n'est plus électrisé, il perd, proportionnellement aux autres, de son poids, et que, d'ailleurs, tous ces jeunes chiens paraissaient de la même race.

D'ailleurs, je ferai remarquer qu'il est naturel de penser que les courants continus activant la circulation et augmentant l'apport des matériaux nutritifs et leur échange dans les tissus, puissent avoir une influence considérable sur la nutrition générale.

Il faut observer toutefois que toutes ces expériences sont encore bien insuffisantes ; de nouveaux travaux sont encore nécessaires pour se prononcer définitivement sur cette question importante.

III

Applications thérapeutiques

Les modifications de la circulation de l'organisme, les variations de tension et de mouvement du sang contenu dans les vaisseaux, sont bien souvent la seule cause ou la cause première des troubles pathologiques divers que l'on observe; aussi, faut-il croire que les courants continus, ces puissants modificateurs de la circulation, aient des applications thérapeutiques très-nombreuses.

Si je devais ici les passer toutes en revue, il me faudrait faire l'histoire de la pathologie presque en entier; je n'insisterai donc que sur les effets thérapeutiques principaux des courants électriques, et surtout sur ceux que j'ai pu moi-même observer.

Je dois évidemment me borner aux applications médicales de l'électricité, qui ont trait à son influence sur la circulation, et laisser de côté tous les cas qui se rapportent à son action sur les nerfs ou sur les muscles, puisque je n'ai point étudié précédemment cette influence des courants électriques.

Si j'avais pu aborder cette étude intéressante, j'aurais complété le parallèle de l'action physiologique et thérapeutique des courants induits et des courants continus, et j'aurais pu démontrer que, dans bien des cas, notamment dans certaines formes de paralysies musculaires, le mode d'action de ces deux courants est bien différent, et qu'ils ont chacun des indications distinctes. —

Pour donner un peu d'ordre à cette énumération, je parlerai d'abord des maladies générales, pour passer ensuite aux affections spéciales à certains organes pour lesquelles l'influence électrique sur la circulation trouve une application rationnelle.

I. — *Maladies générales.*

1° *Rhumatisme noueux (articulaire chronique).* — Voilà une affection qui fait le désespoir des praticiens et contre laquelle les médications sont aussi nombreuses qu'infidèles. J'ai vu un grand nombre de ces maladies traitées par des applications fréquentes de courants continus ; et j'ai toujours remarqué que ces affections, soit qu'elles fussent accompagnées de nodosités articulaires, de rétractions musculaires, ou même de douleurs vives, étaient grandement améliorées par l'influence des courants. L'action qu'ils exercent sur les circulations locales, alors qu'elles sont languissantes, nous permet de concevoir leur influence favorables dans ces cas.

Ils impriment à la nutrition une impulsion énergique qui peut contribuer à faire résorber les exsudats en voie de formation, arrêter la lésion vasculaire de la synoviale, et s'opposer à sa propagation aux cartilages et aux têtes articulaires.

Quand le traitement électrique est appliqué, plus tard on peut encore, en favorisant la résorbtion des liquides articulaires ou en modifiant la circulation, diminuer les douleurs, détruire les rétractions musculaires qu'elles occasionnent.

Il est évident que, lorsque ces rétractions sont anciennes et ont produit une altération de la fibre musculaire, le courant électrique est impuissant à rendre au muscle sa longueur; mais si l'on a pu intervenir assez tôt, on a certainement été d'une utilité incontestable au malade en empêchant ces rétractions dè se produire et de déterminer des déformations qui, plus tard, deviennent incurables.

Le mode d'application consiste à disposer directement les deux électrodes sur les articulations malades. — Si on a à agir sur les muscles, on emploie de préférence un courant centripète, lorsqu'on veut augmenter leur excitabilité; au contraire, un courant centrifuge, si on veut la diminuer.

M. J. Cheron, qui a publié dans la *Gazette des hôpitaux* un travail sur le traitement du rhumatisme chronique par les courants constants, donne les mêmes conclusions et ajoute : « Qu'en outre de l'action locale, les courants continus exercent sur l'économie toute entière une action puissante qui ranime les fonctions allanguies, et met l'organisme en état de réagir contre la dyscrasie en imprimant à la nutrition une impulsion qui lui manque; ce qui tend non-seulement à enrayer la maladie, mais encore à la guérir. »

2° *Goutte et rhumatisme.* — Quelques auteurs ont admis une combinaison de la goutte avec le rhumatisme sous le nom de rhumatisme goutteux; mais l'hématologie de ces deux affections, nettement faite par Garrod, a démontré qu'un caractère important, la présence de l'acide urique dans le sang des goutteux, différencie ces deux maladies; ce sont donc deux états morbides distincts qui doivent, toutefois, rentrer dans la classe des maladies générales.

Lorsque le médecin ne croit pas imprudent de s'opposer aux manifestations locales de ces deux affections, il trouve dans les courants continus un moyen énergique qui lui donnera souvent les meilleurs résultats.

Un goutteux, apporté chez M. Onimus, et souffrant horriblement dans l'articulation du gros orteil, vit immédiatement sa douleur disparaître après l'application des courants sur cette région ; la rougeur se dissipa un peu, et il put s'en retourner à pied.

J'ai vu, chez un rhumatisant, un épanchement subaigu de l'articulation tibio-tarsienne, accompagné d'un peu de gêne dans la marche, disparaître, en deux séances d'électrisation locale, avec 30 éléments de l'appareil Remak.

3° *Scrofule.* — Les courants continus peuvent être employés pour activer la résorbtion des engorgements scrofuleux, lorsqu'on a pu, par les toniques ou un régime approprié, modifier l'état général des malades.

Dans ces cas, on pourrait peut-être utiliser fort heureusement la décomposition des sels métalliques et le transport de leurs éléments aux électrodes, par le passage du courant continu. Ainsi, en appliquant sur une adénite scrofuleuse, d'un côté le pôle positif, et de l'autre le pôle négatif imbibé d'une solution d'iodure de potassium, il y aura décomposition du sel et transport d'iode au pôle positif, où une solution amidonnée révèlera clairement sa présence. Si ce métalloïde traverse la tumeur scrofuleuse, on peut bien admettre que son passage, par *électrolyse*, puisse avoir une influence aussi favorable que son passage par *élimination*, lorsqu'on administre à l'intérieur l'iodure de potassium.

M. Poey a proposé d'utiliser aussi cette propriété du courant pour extraire du corps les substances métalliques qui s'y trouvent disséminées dans l'*intoxication saturnine* et *mercurielle.* — Il faut être bien enthousiaste pour songer à employer un tel traitement ; on serait obligé, en effet, d'employer un courant d'une intensité telle, qu'il serait impossible à supporter ; d'ailleurs, un métal précieux pour l'organisme et très-répandu dans l'économie, le fer, pourrait bien être attiré également au dehors, et le remède serait alors pire que le mal.

4° *Chorée.* — On peut se demander, peut-être avec raison, si les succès du traitement de la chorée, par des applications de courants continus sur la moelle, ne doivent pas être attribués en partie à leur influence sur la vascularisation et la nutrition de ce centre. Je ne puis résoudre complétement cette question; je crois, cependant, que les bons résultats de cette médication dans ces cas, doivent être bien plutôt rapportés à la modification puissante imprimée au système nerveux par le fluide électrique.

Le traitement de cette affection par les courants continus a permis de vérifier une loi importante concernant leur action sur les nerfs et la moelle épinière. MM. Legros et Onimus, qui ont beaucoup insisté sur ces faits, ont démontré par de nombreuses expériences sur les animaux, que le courant *centripète* (ascendant) augmente l'excitabilité des nerfs et du centre médullaire, tandis que le courant *centrifuge* (descendant) la diminue. L'application des courants continus sur la moelle, dans plusieurs cas de chorée, est venue donner un nouvel appui à cette loi, et démontrer en même temps que cette affection doit être attribuée, dans certains cas, à une irritabilité trop grande de la moelle, mais qu'il en est d'autres où elle est due plutôt à un défaut d'excitabilité de ce centre.

Je ne puis insister longtemps sur ces faits, qui sont complétement étrangers à mon sujet; je crois cependant devoir rapporter quelques cas de chorée observés par M. Onimus, qui prouveront la réalité des faits que je viens d'énoncer :

OBSERVATION I. — Un enfant de 12 ans présentait une affection assez singulière, caractérisée surtout par des actions reflexes très-manifestes : toutes les cinq ou dix minutes, il se roulait sur le lit ou sur le plancher, puis, au bout d'un instant, l'accès se terminait par une roideur complète de tous les membres.

En ce moment on ne pouvait plier aucun membre, et on parvenait à soulever l'enfant tout entier en le prenant par une jambe; les yeux étaient convulsés en haut. L'accès terminé, l'enfant revenait complétement à lui et n'avait ni mouvements choréiques ni aucun trouble dans les phénomènes intellectuels.

L'impression de l'air (une fenêtre ouverte dans un appartement), l'impression de l'eau, et même à la fin, les boissons, la lumière trop vive, lui provoquaient immédiatement un accès très-fort. — M. le professeur Sée considéra la plupart de ces phénomènes comme dus à une cause hystérique.

L'application des courants continus guérit complétement cette malade (la guérison date de trois ans et s'est maintenue) au bout de quinze séances. La direction des courants fut descendante, et l'électrisation eut lieu directement sur la moelle.

A une séance, au lieu d'employer des courants descendants, nous employâmes des courants ascendants, et aussitôt, ce qui n'est jamais arrivé avec les courants descendants, l'enfant fut pris d'une crise violente. La crise terminée, nous appliquons encore les courants ascendants, et une nouvelle crise réapparaît.

Les courants descendants appliqués alors ne donnent lieu à aucune crise, et les éloignent de plusieurs heures.

Observation II. — Chez une jeune fille de 8 ans, qui avait perdu depuis un an la parole et la plus grande partie de son intelligence, et chez laquelle étaient en même temps survenus des phénomènes choréiformes : marche difficile, usage des mains impossible, mouvements incoordonnés presque continus, etc.; en appliquant sur la colonne vertébrale un courant ascendant de quinze à vingt éléments Remak, la malade ne cessait, pendant tout le temps de l'électrisation, de pousser des cris, de se remuer, de mouvoir ses membres en tous sens; et cette agitation se prolongeait souvent plusieurs heures après la séance, qui durait près de dix minutes.

En appliquant, au contaire, sur la colonne vertébrale un courant descendant de même force, et même plus fort, lapetite fille restait calme. Les mouvements des membres cessaient, elle ne poussait pas de cris, et souvent même s'endormait quelque temps après la séance.

Plusieurs fois dans une même séance, nous changions ainsi la direction des courants, et chaque fois nous obtenions une excitation avec des courants ascendants, et, au contraire, un calme très-marqué avec des courants descendants. Le fait était tellement tranché, que les parents en ont fait eux-mêmes la remarque.

Ces deux observations démontrent bien que l'action des courants continus sur les nerfs est bien différente suivant eur direction. — Dans le traitement de la chorée, on trouve certains cas qui nécessitent l'emploi de courants descendants sur la moelle; mais il en est d'autres, et ils sont plus nombreux, qui sont bien plus améliorés par des courants ascendants. — On peut donc conclure, avec quelque vérité, que la nature de la chorée est souvent bien différente, puisqu'elle est due, tantôt à une irritabilité trop grande du centre médullaire, et tantôt à un défaut d'excitabilité de ce centre nerveux.

5° *Epilepsie*. — La question du traitement de l'épilepsie par les courants continus est encore à l'étude; les travaux récents sur cette affection tendraient à démontrer que les attaques doivent être attribuées à une modification subite dans la vascularisation du bulbe et de l'encéphale; une électrisation quotidienne du sympathique pourrait-elle modifier d'une manière durable la circulation de ces régions? On ne peut encore résoudre cette question d'une manière certaine.

M. Cheron fait des recherches à ce sujet, et doit publier bientôt de nombreuses observations. J'ai vu dans son dispensaire un grand nombre d'épileptiques traités par les courants continus; j'ai pu constater chez eux une diminution dans le nombre des attaques. — De nouveaux travaux sont encore nécessaires pour se prononcer sur la valeur de ce traitement.

II. — *Inflammations.*

Les expériences que j'ai déjà rapportées montrent que les courants continus peuvent souvent, dans les organes enflammés, rétablir la circulation, à moins que les globules ne soient complétement agglutinés. Lorsqu'il y a déjà extravasation sanguine, ils peuvent être encore utiles en imprimant à la circulation circonvoisine une impulsion énergique qui favorisera la résolution de l'exsudat. — On voit, par conséquent, de quelle utilité pourront être les courants continus dans les états inflammatoires divers.

M. Remak a publié un grand nombre d'observations sur ce sujet ; les résultats en sont probants ; toutefois on doit regretter que l'auteur n'ait pas réservé leur interprétation ; ignorant l'action physiologique des courants continus, il a donné des faits qu'il rapporte une explication qui ne peut paraître sérieuse qu'à force d'être obscure ; et on trouve notamment, dans son exposé physiologique, une théorie de l'inflammation qui peut passer, dit M. Tripier, pour un modèle dans un genre qui n'a que trop survécu à la critique de Molière.

Désirant voir confirmer par l'expérimentation clinique l'action physiologique des courants continus telle que je l'ai décrite, j'ai fait sur des lapins quelques expériences au sujet du traitement des inflammations par les courants ; parmi les phlegmasies j'ai choisi la conjonctive, dont il est facile d'observer les progrès.

Je vais donner un résumé de ces expériences que j'ai entreprises, sous la direction de M. Onimus, qui a bien voulu me guider dans ces essais.

Expérience. — Sur trois lapins nous avons produit, d'un seul côté, une conjonction intense au moyen de cristaux de cantharidine introduits sous la paupière.

Deux jours après, la conjonctive était très-rouge, les vaisseaux gonflés, une sécrétion puriforme maintenait collée la paupière sur l'œil. La conjonctive avait, chez les trois lapins, la même intensité.

Alors les courants continus de dix éléments Remak sont appliqués de la manière suivante :

Sur le numéro 1, le pôle négatif, au moyen d'une aiguille, est introduit sous la peau, au niveau du ganglion du grand sympathique; le pôle positif, communiquant à un bouton métallique recouvert de peau mouillée, est placé sur la paupière de l'œil malade. Ce courant centripète est maintenu cinq minutes.

Sur le numéro 2, nous appliquons le même nombre d'éléments, le circuit est fermé de la même manière; seulement, c'est le pôle négatif qui est placé sur l'œil. Ce courant centrifuge est aussi maintenu cinq minutes.

Le numéro 3 n'est pas électrisé, il servira de point de comparaison pour juger l'effet du traitement sur les autres.

Je continuai ainsi pendant dix jours les séances d'électrisation, et même durant les derniers jours je les répétai deux fois par jour.

Le numéro 1 ne tarda pas à guérir promptement ; la sécrétion purulente se tarit rapidement, il commença à ouvrir l'œil facilement ; enfin la guérison fut complète au bout de douze jours.

Chez le numéro 2, la conjonctivite eut une marche bien différente; la sécrétion morbide dura plus longtemps; enfin il présenta, au bout de douze jours, une opacité presque complète de la cornée.

Le numéro 3, qui paraissait avoir plutôt une conjonctivite moins intense que les deux autres, présenta longtemps aussi une sécrétion purulente assez abondante; enfin, au bout de douze jours, la rougeur s'était dissipée, mais il conserva deux ulcérations de la cornée.

Nous voyons, par conséquent, chez ce numéro 1, le courant électrique par la suractivité des contractions qu'il produit dans les vaisseaux de la conjonctive, empêcher l'exsudation et prévenir l'ulcération de la cornée qui se produit chez le numéro 3.

L'influence fâcheuse du traitement sur le numéro 2 ne doit pas être, je crois, attribuée seulement au courant centrifuge qui devait produire une contraction moins active dans les vaisseaux; mais elle doit provenir surtout de l'influence électrolytique spéciale du pôle négatif. —

Je n'irai pas, certes, conclure de ces faits que les courants continus sont des agents merveilleux et infaillibles pour enrayer et arrêter sûrement la marche de toute sorte de phlegmasies.

Le point de départ d'une inflammation, qu'il soit ou dans une altération des vaso-moteurs, ou dans une irritation nutritive des cellules de l'organe phlogosé, il n'en est pas moins vrai que l'état des vaisseaux de la région, la forme de leurs contractions, la rapidité du cours du sang dans leur intérieur, jouent un rôle important dans l'étiologie de l'inflammation. Et les courants continus, qui ont une influence incontestable sur toutes ces conditions, doivent être considérés comme un agent bien précieux, et sont capables d'empêcher souvent l'exsudation et de favoriser la liquéfaction de l'exsudat lorsqu'il s'est déjà formé. —

Je ne puis passer en revue toutes les phlegmasies où le traitement électrique pourrait être utile; je me bornerai à signaler celles où je l'ai vu réussir.

1° *Orchite.* — Les courants continus (10 à 24 éléments Remak) appliqués de bonne heure sur la tumeur, non-seulement jugulent la maladie bien plus promptement que tous les procédés indiqués; mais encore ce traitement n'interdit pas au malade le cours de ses occupations habituelles.

Telle est la conclusion donnée par MM. Cheron et Moreau-

Wolf, qui ont publié, dans la *Revue thérapeutique,* un grand nombre d'observations où ils ont appliqué avec le plus grand succès les courants continus contre l'orchite.

J'ai vu moi-même ce traitement donner les meilleurs résultats entre les mains de ces deux praticiens. La douleur vive et l'épanchement de la tunique vaginale disparaissaient très-vite, et la résolution de l'inflammation était certainement activée.

L'application des électrodes se fait alternativement sur la tumeur et le long du cordon.

2° *Adénite.* — Si les courants électriques continus ne peuvent faire résorber rapidement les engorgements ganglionnaires, ils font promptement disparaître l'inflammation du tissu cellulaire circonvoisin et préviennent souvent la suppuration, quelquefois immminente.

Un docteur de Dublin, M. M***, qui fréquentait les consultations de M. Onimus, présentait au-dessous de la région parotidienne une tumeur ganglionnaire volumineuse; un empâtement considérable et un peu de douleur lui faisait craindre une terminaison par suppuration très-prochaine; malgré sa prévention contre le traitement électrique, il se décida à se soumettre à une application de courants continus que lui proposait M. Onimus. Au bout de trois ou quatre séances quotidiennes la tumeur avait beaucoup diminué, l'empâtement avait disparu en partie, elle était devenue plus rénittente; il ne restait plus que l'engorgement ganglionnaire, l'inflammation circonvoisine s'était dissipée.

J'ai vu ailleurs disparaître presque instantanément le *gonflement* d'une oreille *eczémateuse,* sur laquelle M. Desarènes appliquait le pôle positif, le négatif étant sur le grand sympathique.

3° *Engorgements de la prostate.* — Tout dernièrement, MM. Cheron et Moreau-Wolf ont publié, dans la *Gazette des hôpitaux*, une série d'observations, où ils constatent les bons effets des courants continus contre les engorgements de la prostate. Les succès que ces praticiens ont obtenus dans ces cas, outre l'influence favorable du fluide électrique sur la circulation de cette glande, peuvent aussi s'expliquer par l'action antinévralgique des courants qui ont grandement contribué à faire disparaître les spasmes et l'hyperhestésie vésicale, qui compliquent souvent ces affections prostatiques. —

Je pourrais indiquer bien d'autres états inflammatoires où j'ai vu les courants continus donner les meilleurs résultats ; je crois avoir assez insisté sur leur action physiologique et sur le mécanisme de leur influence favorable pour que le médecin praticien puisse de lui-même, lorsqu'il le jugera opportun, faire usage de ce moyen énergique, dont il est si facile de régler l'emploi et d'éviter l'abus.

III. — *Affections cérébrales.*

Je veux encore indiquer brièvement quelques applications des courants continus dans un certain nombre d'affections cérébrales où leur avantage sur les courants induits est d'autant plus incontestable que ceux-ci, outre leur impuissance, ne présentent pas une entière innocuité.

Les observations de Burrows et Donders, sur l'état du cerveau pendant le sommeil, ont démontré que les vaisseaux sont alors rétrécis et qu'il y a une sorte d'anémie cérébrale ; par conséquent, dans certaines formes d'affections des centres nerveux caractérisées par du délire et une surexcitation généralisée due à une vascularisation plus grande de ces organes, il est naturel de penser que les courants continus qui peuvent, suivant leur direction, diminuer ou augmenter la circulation dans l'encéphale, doivent, dans ces cas, produire une sédation très marquée.

Quelques observations publiées par M. Onimus démontrent la réalité de ces effets que la théorie fait pressentir.

« Chez une jeune fille qui présentait les symptômes suivants : hoquet persistant depuis dix-huit mois, contracture des muscles de l'arrière-gorge, contracture des muscles fléchisseurs de la jambe droite, hyperhestésie très-prononcée de toutes les régions du dos, crises violentes tous les matins et tous les soirs durant plus d'une heure. Pendant ces crises, la malade avait une série de secousses comme tétaniques, elle se roulait et sautait sur son lit, et nous ne pouvions mieux comparer cet état qu'à celui qu'on observe chez les animaux empoisonnés par la strychnine. Chez cette jeune fille, ayant dans le cours du traitement appliqué le pôle positif sur le front et le pôle négatif sur la nuque (courant centripète), nous déterminâmes chaque fois une grande tendance au sommeil ; dans une séance, elle s'endormit même pendant quelques instants.

« Une autre malade, que nous eûmes l'occasion d'observer dans le service de M. Oulmont, à l'hôpital Lariboisière, présentait tous les phénomènes hystériques les plus graves, et même des symptômes de catalepsie. Elle restait souvent trois ou quatre jours en délire, ayant des hallucinations continuelles, ne mangeant ni ne dormant. Dans une de ces crises, nous fîmes passer par l'encéphale un courant de dix éléments, en mettant le pôle positif sur le front et le pôle négatif sur le cou, vers le ganglion cervical supérieur (courant centripète). L'électrisation dura cinq minutes, et, immédiatement après, la malade s'endormit d'un profond sommeil près d'une demi-heure ; la nuit suivante fut en même temps meilleure.

« Nous avons obtenu le même résultat chez un jeune

Russe de vingt-huit ans qui était dans un état très-inquié-
tant d'excitation cérébrale, ayant des hallucinations et un
sommeil très-difficile et très-agité. »

Tous ces exemples, que je pourrais augmenter encore,
prouvent combien on peut, sans danger et souvent avec
avantage, faire agir les courants continus, même sur les
centres encéphaliques. — J'ai vu un grand nombre de malades traités par M. Onimus et par M. Chéron pour des affections *inflammatoires de la rétine*, et je n'ai jamais constaté d'influence fâcheuse sur l'encéphale ; des courants
centripètes, appliqués dans ces cas sur la tête ou sur le grand
sympathique, produisaient souvent sur l'affection rétinienne
d'excellents résultats, qu'on pouvait contrôler par l'ophthal-
moscope. —

Une indication qui découle de tous ces faits, c'est, dans les
hémorrhagies cérébrales, l'emploi des courants continus
pour activer la résorbtion de l'épanchement sanguin au moment où la lésion nerveuse commence à se réparer.

Dans la *migraine*, l'influence des courants continus est
des plus remarquables. On sait que cette affection est due à
une altération du grand sympathique cervical, qui présente
d'abord une exagération d'excitabilité suivie d'un état tem-
poraire de paralysie ; ce qui explique au début la contraction
des vaisseaux, la pâleur, et la douleur par compression des
filets nerveux des fibres lisses, suivies d'une augmentation
des sécrétions muqueuses et cutanées.

La galvanisation de ce nerf, probablement par la modification durable qu'elle lui imprime, peut faire disparaître
complétement les accès de migraine dont quelques malades
sont périodiquement tourmentés.

Un employé du chemin de fer de Lyon, qui, depuis plus
de quatre ans, souffrait de fortes migraines dont les accès se
répétaient à courts intervalles, fut adressé à M. Onimus par

M. Liebreich, afin de se faire traiter, par les courants électriques, d'une affection de la rétine et des muscles de l'œil.

Le sympathique cervical fut électrisé par un courant centripète durant quelque temps ; mais les séances d'électrisation ne pouvaient se faire d'une manière régulière et étaient alternativement espacées d'un intervalle de quinze jours, durant lesquels le malade, retenu à la gare par un travail de jour, ne pouvait venir se faire électriser. — Au bout de quelque temps de traitement, il nous fit remarquer lui-même que les accès de migraine, dont il était depuis si longtemps tourmenté, avaient beaucoup diminué d'intensité depuis le début du traitement électrique. Durant les quinze jours où il ne pouvait se faire électriser, ils reparaissaient cependant, mais leur durée était moins longue, tandis qu'ils étaient totalement supprimés dès qu'il reprenait les séances d'électrisation.

Enfin, ces différences disparurent peu après ; l'amélioration ne tarda pas à être complète, et aujourd'hui le malade est complétement débarrassé de ses migraines. —

Je terminerai ici l'énumération des applications thérapeutiques de l'électricité ; je laisse à regret de côté les applications chirurgicales des courants électriques où j'aurai pu montrer leur influence si grande sur la guérison rapide de l'*hydrocèle*. Je n'indiquerai pas non plus leurs applications obstétricales et les ressources précieuses que peuvent fournir leur pouvoir hémostatique dans les hémorragies graves qui compliquent la délivrance. — Les quelques détails que j'ai pu donner prouveront suffisamment, je crois, que les courants électriques agissent énergiquement sur la nutrition et qu'ils peuvent être regardés, comme le dit le professeur Niémeyer, quoique peu enthousiaste, « comme un moyen plus puissant que n'importe quel autre pour modifier les conditions nutritives de l'organisation. » —

Jusqu'à ces derniers temps, on avait réservé l'emploi de l'électricité aux affections qui dépendent d'une altération des nerfs ou des muscles ; nous voyons, d'après l'ensemble de notre travail, qu'elle peut à bon droit élever plus haut ses prétentions, et que son action puissante sur la circulationet la nutrition lui donnent une place importante au milieu des agents les plus précieux de la thérapeutique.

Pendant longtemps on fut habitué, en médecine, à compter beaucoup sur le hasard, aussi les moyens empiriques furent même préférés aux moyens rationnels, en raison même de la part d'imprévu que laisse leur emploi ; aujourd'hui qu'une impulsion vers l'expérimentation de l'action physiologique des médicaments est presqne générale, je ne doute pas que l'électricité ne parvienne à acquérir le rang qu'elle mérite dans la pratique médicale. Si nous ne connaissons pas la nature de cet agent thérapeutique si puissant, ce n'est pas une raison pour en rejeter dédaigneusement l'emploi, car, comme le dit M. Onimus : « Si la cause première de son influence nous est inconnue, il en est de même de toutes les autres forces, et nous sommes tout aussi ignorants sur la nature de la chaleur et de la lumière. La seule chose d'ailleurs qu'il nous importe de savoir, c'est son influence sur les éléments des corps vivants, ses effets physiques, chimiques et physiologiques sur chaque organe et sur la nutrition générale, ses différences d'action selon son mode de production, et enfin les limites dans lesquelles on peut l'employer. »

TABLE DES MATIÈRES.

Paris. — Typ. PILLET fils aîné, rue des Grands-Augustins, 5.

www.ingramcontent.com/pod-product-compliance
Ingram Content Group UK Ltd.
Pitfield, Milton Keynes, MK11 3LW, UK
UKHW021737090726
13657UKWH00002B/767